異常の構造

木村　敏

講談社学術文庫

目次

異常の構造

精神病院の医者が、自分は永遠に賢明だと思いこみ、彼のちっぽけな分別がどのような人生の痛手をも受けないように保証されているなどと信じるほどまでに愚かであるならば、彼はある意味では狂人たちよりも賢明であるかもしれないけれども、同時に彼ら以上に愚かなのであって、多くの狂人を癒すこともないに違いない。

（キルケゴール）

1　現代と異常

異常への関心

現代の私たちの社会が「異常」なものごとに対して向けている関心の強さは、それ自体すでに十分、異常な現象というにあたいする。さまざまの異常な現象が今日のように赤裸々に報道され、過大に取り扱われて、センセイショナルな好奇心をあおった時代は、過去には例を見ないのではあるまいか。天候の異変、地震や津波、悪疾の流行、政治的・経済的な激動などのように、直接に私たち一人一人の生命や生活に影響を及ぼす異常事態に対して大きな関心が向けられることは、さして不思議なことではない。しかし、遠い外国の奇妙な風俗や習慣、テレビの「びっくりショウ」のたぐいに出てくる例外的な能力の持主、印刷ミスで番号の抜けた紙幣など、私たちの実生活には直接なんのかかわりもない「異常」のかずかずが、私たちにとってたいへんに大きな好奇心のまととなっている。スポーツの新記録や政治家の汚職が大きく報道されることは当然としても、連続何時間キスを続けた記録とか有名女優の私生活上のスキャンダルとかがマスコミの恰好のタイトルになっている現象は、まさに現代的である。

もちろん、このような現象の裏には、いわゆる「情報過剰」というこれまたすぐれて現代的な徴候が、その原因の一つとして作用しているだろう。しかし、情報を求める要求の存在しないところでは、情報はなんの価値をも持ちえない。この「情報過剰」という現象それ自体が、考えかたによっては、異常なもの、例外的なもの、珍奇なものに対する現代社会の過大な好奇心の産物とみなしうるかもしれないのである。

満腹しきっているときには、私たちは食物に対してあまり関心を示さない。欲求は欠乏の函数である。現代の社会が異常な現象に対してこれほどまでに強い関心を示すということは、私たちがなんらかの意味で異常に飢えていることを意味しているのではなかろうか。「現代は異常の時代だ」といういい方が一般になされているようであるし、確かにそうに違いないのではあるけれども、その反面において、逆に現代の社会は「正常すぎる」ために異常を求めているのかもしれないのである。現代の社会というのは、正常さによって身動きがとれなくなって、窒息しかかっている社会なのではないだろうか。ある意味では異常が少なすぎるために、その反作用で異常を求める傾向が過度に表面化して、「異常の時代」という外観を呈しているのだという見方もできるかもしれないのである。

異常なできごとは、すべて規則性、法則性からの逸脱であり、プロバビリティ（ありそうなことが起こる可能性）あるいは予測可能性からはずれた偶然ないし椿事《ちんじ》とみることができる。ある偶然の生じうる可能性が低ければ低いほど、つまりその偶然を排除するプロバビリティが高ければ高いほど、それだけその偶然の異常度は増加する。その意味で、現代の私たちの社会は規則性をはずれた例外的な事態がだんだん起こりにくくなるような傾向をもった、つまり極めて高いプロバビリティによって支配された社会だということができる。

社会におけるプロバビリティの増大は、科学的知識の増加に比例する。科学技術の進歩によって、現実に起こってくるあらゆる事柄についてその規則性が精密に確定され、それに基づいて今後起こりうべき事態のプロバビリティが正確に予測されるようになると、その予想どおりに起こってきた事態は、いかにそれが頻度の上からは稀なことであろうとも、もはや異常とはいわれえなくなる。その一例が日蝕である。かつてはこの上なく異常で不気味な現象として、おそらくは大きな呪術的な意味を帯びていたであろうところの日蝕も、現在では原理上は無限の未来にまでもわたって正確に予知可能となり、小学生の教材として利用されるまでにその異常さを失ってしまっている。また、最近大きな関心を集めている「バイオリズム」の説によれば、人生において遭遇するいっさいのできごとが、その人の出生に関する種々のデータから高い精度で算出できるという。

このようにして、科学に対する信仰あつき現代においては、一見偶然と思われるできごともすべて、科学の進歩がまだそこまでは及んでいないためにそう見えるだけであって、科学がもっと進歩したあかつきにはもはや偶然とはいえなくなるに相違ないというように考えられている。科学の進歩は原理上無限と考えられるから、真の偶然というようなものは原理上存在しえないということになる。こうして「異常」のはいり込む余地がますますせばまってきている現代だからこそ、現代の社会は、いわば異常に対する飢えから、異常な現象に対してかくも貪欲な関心を示すのではあるまいか。

異常への不安

しかし、異常な事態に対して私たちが示す大きな関心は、単にこのような異常への欲求だけから説明しつくされるものではないだろう。単なる欲求から生じるものは直接的な行動であって、多少なりとも意識化された関心ではない。意識化された関心が成立しうるための条件は、欲求がみずからと反対の方向性を持つ一つの傾向とぶつかって、そのために行動化が抑止されるということである。しかもこの傾向というのは、単純に行動を阻止する反対力や、行動を増強することによって突破できるような外的な抵抗のようなものであってはならない。欲求と出遭うことによってそこに意識化された関心を生み出しうるような反対傾向とは、あくまでこの欲求自身と同一レベルにあって、欲求の一こま一こまにおいてこれと拮抗しうるような内的な抵抗でなくてはならない。つまりそれは、欲求が行動に移されてはじめてそこで遭遇する障碍物《しょうがいぶつ》ではなくて、欲求が欲求として働きつつあるそのあらゆる瞬間に——換言すれば欲求が欲求として働くというまさにその働き自体において——欲求にさからうものでなくてはならないのである。

私たちの社会が異常な事態に対して示す大きな欲求に、内的に拮抗している反対力とは、要するに異常に対する不安である。異常への欲求は、それが欲求として発生するその最初の瞬間に、すでにそれ自身の内部において異常への不安という逆の力に出会うことになる。その結果、この異常への欲求は「怖いもの見たさ」という屈折した性質を帯びてくる。私たちの心の中にある異常への関心は、例外なくこの「怖いもの見たさ」という性格を有しているといえそうである。

この不安は、科学的に確定される規則性とこれに対する信頼に基礎を置いた合理性とによってその機能を保障されている現代の社会にとっては、さしあたっては自己自身の存立にとっての脅威であるような例外性と非合理性とに向けられた不安という形をとって現われてくる。たしかに、一個の例外を許容するということはその規則性の秩序全体の存立を危くするだけの意味をもつ。もちろん、精密な物理学的実験のような場合にも、例外的な結果の生じることはあるだろう。しかし、この例外がそれ自体、たとえば十分に事情の解明されうる操作上のミスによるものというような形で、再び規則性と合理性との中につつみ込まれうるような場合には、そこになんらの不安も生じない。これに反して、感光するはずのない印画紙になにかの形が写っていたりして、その原因がどうしても解明できないような場合には、そこに大きな不安が起こる。

要するに、異常で例外的な事態が不安をひきおこすのは、安らかに正常性の地位に君臨しているはずの規則性と合理性とが、この例外的事態を十分に自己の支配下におさめえないような場合が生じたときである。つまりその例外が、合理性とは原理的に相容れない、合理化への道がアプリオリに閉ざされた非合理の姿で現われる場合である。このような原理的・本質的な、アプリオリな非合理が——つまり、合理化の未完成ではなくて合理化が絶対的に不可能であるような非合理が——いやしくも存在するということは、その合理性が完全な意味での合理性ではなく、それ自体合理性に反するような欠陥を含んでいるということを意味する。この致命的な欠陥が私たちを不安にするのである。

自然の合理性という虚構

そこで、現代という時代が科学の名のもとに絶対的な信仰を捧げている合理性が、はたしてそのような欠陥を含まぬ完全な合理性でありうるのかということが、あらためて問いなおされなくてはならないことになろう。科学とは、私たち人間が自然を支配しようとする意志から生まれてきたものである。それはいわば、自分自身もとをたどれば自然の一部にすぎなかったはずの私たちが、みずからを自然からひき離し、自然の頭上に舞い上ってこれをはるか上方から支配し、操作しようとする傲慢な意志の産物であった。そして、この支配を合法化し、これに絶対的な権限を与えるために、私たちの頭脳が作り上げた非常大権ともいうべき律法が、ほかならぬ合理性なのである。

ここで、自然そのものには、すくなくともそれが人間の野心によって征服される以前においては、いわゆる「合理性」のひとかけらすら備わっていなかったのだということを、いくら強調しても強調しすぎることはないだろう。自然が今のように合理的・法則的な外観を呈しているのは、それが人間の支配のもとに屈服しているかぎりでのことなのである。合理性という名の律法による圧政のもとにおかれた自然は、それ自身合理的にふるまうよりほかなかったのである。

その際に人間の頭脳のとった巧妙な支配技術は特筆するに値する。人間はまず、自然それ自身が外見上示している周期性に眼をつけた。太陽はほぼ一定の周期をもって運行するし、動物も植物も、そして人間自身も、この周期とかなり一致した関係を保ちながらきまった状態を反復する。自然をさらに微細に観察しても、やはり同じような周期性と反復性がすみずみまで行きわたっているように思われる。これらの周期性と反復性を一定の体系の枠の中に拾い集めて編み出したもの、それが「合理性」といわれる組織にほかならない。自然は、みずからの姿にあわせて人間が仕立ててくれたこの囚衣《しゅうい》をこばむはずがなかった。自然は人間の巧妙な檻穽《わな》にかかったのである。この身にぴったりと合う囚衣を着せられて、自然は無邪気に満足し、この合理性の着衣を誇りにすら思うようになった。自然は人間に対して忠誠を誓い、人間に対して喜々としてその合理性の姿を示し、ついには人間も自然もともどもに、自然とは合理性の別名であるかのような錯覚におちいってしまった。

ところが、自然自身すらとうの昔に忘れ去ってしまったかに見える自然の本性は、実は合理性とはなんのかかわりもないもの、むしろ非合理そのものなのだった。第一、自然が存在するということ自体が非合理以外のなにものでもない。自然は、あるいはこの宇宙は、存在する必要もなしに存在しているにすぎない。太陽の運行は確かに規則的である。しかし、太陽が存在するということ、それが運行しているということ、さらには人間を支えているこの地球が存在し、太陽との規則的関係において運行しているということ、地球上にそもそも生命なるものが存在するということ、これらはすべていっさいの規則性を超越した大いなる偶然である。そして、それは偶然である限りにおいて、合理性とは真正面から対立するものである。

この大いなる偶然性・非合理性こそは自然の真相であり、その本性である。それが人間の眼に見せている規則性や合理性は単なる表面的な仮構にすぎない。真の自然とはどこまでも奥深いものである。自然の真の秘密は私たちの頭脳でははかり知ることができない。そのような自然を人間は科学の手によって支配しようと企てたのである。そして、自然の上に合理性の網の目をはりめぐらせて、一応の安心感を抱いて、その上に文明という虚構を築きあげたのである。

合理性の虚構と不安

現代の科学信仰をささえている「自然の合法則性」がこのような虚構にすぎないとしたら、その上に基礎をおくいっさいの合理性はみごとな砂上の楼閣だということになってしまう。そのような合理的世界観は、それがいかにみずからの堅固さを妄信しようとも、意識の底においてはつねに、みずからの圧殺した自然本来の非合理性の痛恨の声を聞いているに違いない。それだからこそこの合理的世界観は、いっそう必死になってみずからの正統性を主張するのである。それはあたかも、主権の簒奪者《さんだつしゃ》が自己の系譜を贋造《がんぞう》して神聖化し、その地位を安泰にしようとする努力にも似ている。その裏で、彼はつねにみずからの抹殺したさきの主権者の亡霊につきまとわれ、報復を怖れてその一族を草の根をわけても根絶しにしようとするだろう。これは、現代の合理主義社会がいっさいの非合理を許そうとしない警戒心と、あまりにも酷似してはいないだろうか。異常と非合理に対して現代社会の示すかくも大きな関心と不安とは、どうやら合理性が自己の犯罪を隠し、自己の支配権の虚構性を糊塗しようとする努力の反面をなしているように思われるのである。

さまざまな異常の中でも、現代の社会がことに大きな関心と不安を向けているのは「精神の異常」に対してである。「精神の異常」は、けっしてある個人ひとりの中での、その人ひとりにとっての異常としては出現しない。それはつねに、その人と他の人びととの間の関係の異常として、つまり社会的対人関係の異常として現れてくる。ある人の「気が違った」ということは、さしあたっては、その人が特定のあるいは不特定の他人に対して示す行動がふつうではなくなったということである。だれにも迷惑をかけることなく、自分ひとりの孤独な世界の中へ閉じこもってしまうような種類の「異常者」もいるだろうけれども、そのような人でも、彼がいわば通常の意味での対人関係から欠落し、あるいはいわば一つの不在として対人関係の中に登場するという限りにおいて、関係の異常であることに変りはない。

このような場合には、自然現象の異常や政治経済の異常とはちがって、私たち「一般人」とともに私たちの社会を構成している人間が、その社会構成行為それ自体において異常性を示すのであるから、こういった異常が私たちに与える脅威と不安はそれだけ大きなものとならざるをえない。社会は、いわば自己の内面構造の安否にかかわる危機を感じることになる。

さきに述べた合理主義的自然観が、どのようないきさつで近代人の人間観における合理主義に転用されるようになったのかは、むずかしい問題である。いずれにしても、可視的な自然現象にくらべて、その奥に不可視の「こころ」あるいは「精神」を宿し、それによって動かされるものとみなされるような人間の行動を、合理的に理解したり予測したりするということがいっそうの冒険であることは明らかである。合理性がこの領域においていっそうさしせまった不安を抱くのは当然のことだろう。心理学、深層心理学、それに異常心理学、それらはすべて、この不安をおおい隠して合理的法則性の支配を揺ぎないものにしようとする科学の虚構である。

社会が「精神異常者」に対して不安を抱くのは、かれらにおいてこの虚構がまさに虚構として暴露されなくてはならないからである。のちに（第九章）のべるように、社会が社会として存続しようとするかぎり、換言すれば人間が人間として生きのびようとするかぎり（というのは、人間は社会共同体を形成する以外に生きる道はないであろうから）、この不安はまったく正当な不安である。私たちがわれわれ自身の存続を望む以上、合理性の虚構は私たちにとって必要である。しかし、いかにそれが私たちにとって正当であり必要であるとはいえ、それがそれ自体においては不当であり虚偽であることには変りがない。私たちは、いかなる形においてであるにせよ、事物のそれ自体において真である姿をゆがめ、これを隠蔽することなしには存続しえない定めを負うている。ここに人類の原罪がある。しかし、しょせん罪あるものならば、みずからの罪を冷徹に見透してみずからを断罪するほうがいさぎよいのではないか。虚構は、それがいかに避けられぬものであるとはいえ、虚構として暴露されなくてはならないのではないか。これが本書の意図である。

2　異常の意味

異常は、おしなべて規則性からの逸脱という包括的な意味をもっているとはいえ、この語が実際に用いられている場面を考えてみると、その用法は実に多種多様である。その多様さは、要するにその基準として置かれている規則性の多様さに対応している。

人間に関する異常だけについて考えてみても、そこにはまず、量的な異常と質的な異常とを区別することができよう。

量的な異常

量的な異常のうち、もっとも理解しやすいのは平均値からの逸脱という意味での異常である。たとえば、大多数の成人の大脳重量は一二〇〇グラムから一五〇〇グラムの間にあり、その平均値は一三五〇グラムであるとする。この正確に算出された平均値は実際上はあまり意味がないけれども、全体の九〇パーセント以上がその中に含まれるような、幅をもった平均値（一二〇〇―一五〇〇グラム）は「正常基準」として十分に有効である。つまり、大脳の重量がこの平均値の範囲より以上のものも、より以下のものも、量的な見地からは「異常」とみなされてよい。大脳の重量と知的能力との間には直接的かつ一義的な関係はないとされているから、この異常には後に問題にするような価値的な意味はほとんど含まれていない。また、脳の重量は身長とほぼ比例するとされているから、身長の非常に低い人が「異常に少ない」脳重量を有するとしても、それはその人自体においては不自然なこととはいえない。だから、大脳の重量というような項目については、かなり純粋な意味での量的・数値的な正常基準を決定することができる。

　これに対して、知能の異常という項目を考えてみると、これは大脳の重量とはややことなった意味をもってくる。知能は脳重量のように直接に測定することはできないから、知能検査と呼ばれる一定の方法で客観的な作業量に変えて測定される。それぞれの検査方法ごとに、多数の正常者についての統計的資料が年齢別に集められているので、ある個人がある検査方法で示した作業量をこの統計的資料と比較すれば、その人がほぼ何歳程度の知能をもっているかが推定される（精神年齢）。これとその人の実際の年齢との比を一〇〇倍すると知能指数がえられる。したがって、知能指数が一〇〇の人は、実際の年齢が統計的な精神年齢にひとしいことになり、その年齢にふさわしい正常な知能の所有者だということになる。実際にはその上下に一定の幅をもたせて、知能指数が八五から一二〇ぐらいの人を正常知能者とみなすことになっている。

　知能指数の異常を脳重量の例にならって純粋に量的な平均値からの逸脱という意味に解す

ると、右にあげた正常知能より以下の知能しかもたない人の場合はともかくとして、平均以上の高い知能の持ち主も異常ということになるのかどうかという問題が生じる。異常という言葉になんらの価値的な意味を含めずに用いる場合には、それで問題はおきないだろう。しかしふつうの語感からいうと、「異常」という言葉にはすくなくとも「好ましくない」というニュアンスがどうしてもつきまとう。だから、例外的に知能の高い人をも知能発育の遅れている人と同列に扱って異常と呼ぶことには、どうしてもある種の抵抗が感じられるということになる。

この抵抗感の中には、すでにある種の価値規範的、目的論的なものの見方がはいりこんでいる。つまり、知能は高ければ高いほど価値があり、人間存在の目的にかなっており、したがってそれだけ理想的な姿に近づくことになるというのがその考え方である。この立場からは平均以上の知能をもつ人は優秀な人間であり、これに反して平均以下の知能しかない人は劣等者だということになる。価値規範的な考え方がはいってくればくるほど、それだけ強く「異常すなわち劣等」という見方が出てこざるをえない。この見方が、ひいてはいわゆる知的障害の人に対する強い差別意識の源となる。社会が近代的合理主義によって支配される程度に比例して、この差別意識はだんだん根強いものとなってこざるをえない。

同じ量的異常の中でも身体機能に関する数値、たとえば体温、脈搏数、血圧などの生理学的数値や、血液成分、尿成分などに関してえられる生化学的数値については、異常はふつうそのまま「病的」という意味を帯びてくる。それは、これらの数値についての「正常値」が単純な統計的平均値ではなく、「健康者」について測定された数値だからである。

この場合、「健康者」というのは、知能指数の算出の基礎になったような「多数の正常者」というだけの意味ではない。「健康」という概念の中には、ある人が故障なしにふつうに生活しているような、ふつうの時期の状態という意味が含まれている。つまり簡単にいうと、「健康」という言葉には常態という意味がある。したがってこの場合には、「異常」すなわち「正常値」の上限、下限いずれの逸脱も、その人の常態からの逸脱、つまり「不健康」あるいは「病的」の意味をもってくる。

個人の生存という目的論的見地からみれば、この種の異常にも当然ある価値規範的な意味が生じてくるだろう。しかし知能の場合とは違って、異常者を劣等者として差別するという意識は、ここからただちには生じてこない。ここから生じてくるのは、むしろ医学的な「治療」の理念である。つまりこの場合、治療とは異常値を正常値にまで復帰させるという意味を帯びており、それはとりもなおさず、ある個人について常態をはずれた状態を常態にまで復元するということなのである。

＊ここでついでに、「治療」の概念について二、三のことを述べておきたい。昔から今日にいたるまで、「治療」という言葉は二つの必ずしも共属的ではない意味を含んでいる。つまり、治療とは第一には患者の苦

痛の軽減ないし除去であり、第二には正常機能からの逸脱の修復である。

古来、医術というものは苦痛に悩む患者からの求めに応じて医師によってほどこされる救いの手という形をとってきた。その場合に患者が直接に求めるものは、いうまでもなく第一の意味の治療である。すなわち、患者はさしあたってまず苦痛から逃れることを希望する。しかし、医師の立場はここで必ずしも患者の立場と一致しない。医師は患者の苦痛そのものよりも、その基礎にあるにちがいない病変の発見により重点を置くからである。

そこで医師はさまざまの診察や検査をほどこすことによって、患者の苦痛の原因となっている機能異常を発見しようとする。そして、そこになんらかの異常が発見されたならば、患者の苦痛そのものにではなく、この異常な機能に対して作用を及ぼすような手段を用いて、これを正常機能にまで修復しようとする。治療が成功した場合には、患者の希望と医師の意図とは最終的には合致することになるけれども、そこまでの道程においては両者は原理的に離れている。

患者の希望と医師の意図との間のこの離反は、医療がますます技術化され、組織化され、機械化されるにつれて加速度的に増大してくる。現代のごときコンピューター医療の時代にはいると、病気の概念から「苦痛」の意味はほとんど完全に駆逐されて、病気は種々の検査技術によって実証される機能異常の総体にまで還元されることになる。そして、このような「病気から異常へ」の還元的思考法が当然のこととされるようになるにつれて、ひいては「異常」すなわち「病的」という考え方も、それだけ大きな自明性を獲得してくることになる。そしてこの考え方は、真の意味での機能異常を確定しうる身体医学的な範囲をこえて「精神異常」の領域にまでもはいりこんで来るようになる。そこで生じて来る種々の複雑な問題については、後にゆっくり考えてみることにしたい。

質的な異常

次に質的な異常について考えてみると、この領域では当然のこととして平均値的な考え方は通用しない。これにかわって有効になってくるのは、いわば「多数者正常の原則」とでもいうべきものであって、多数者の常態と質的にことなった状態にあるものを異常とみなすという考え方である。

その一つの例は「内臓逆位症」と呼ばれている現象である。これは、通常左側に位置するはずの心臓が右側の胸にあるのをはじめ、すべての内臓器官がちょうどふつうの人における位置の鏡像のように左右逆に配置されているもので、もちろん先天的な奇型の一種である。ただ、この内臓逆位は外見的にはまったくわからないのと、本人になんの苦痛も自覚症状もないために、ふつうは健康診断などの偶然の機会に発見されるまで気づかれることがない。つまりこの現象にはなんら病的な意味がないのみならず、日常生活上での支障もまったくない。だいたい、ふつうの人が左側に心臓を持っているということ自体がまったくの偶然なのであって、そこにはなんらの価値的な意味も含まれていないことである。心臓が右にあるというのも、それが左にあるのと同じく偶然のいたずらにすぎない。それが「異常」とみなされるのは、ただそれの出現頻度が低く、通常の位置に内臓を有する人の数に比して少数であるという理由からだけにすぎない。

内臓逆位症のように外から見えない奇型とは違って、身体表面の奇型は多くの場合に日常生活上の支障をまねき、人の眼にも異形としてうつるために、本人にとっては間接的な精神的苦痛の原因となる。たいていの奇型はそれ自体としては「病的」な意味をもたないのに、美容整形などの「治療」の対象とされるのはそのためである。

われわれは、奇型は醜いものという動かしがたい偏見をもっている。これは整然たるもの、規則的なものに対する、不整のもの、不規則なものという考え方から来ていることであるけれども、手の指が五本あるのが規則的で、四本や六本ならば不規則という理屈はどこにもない。われわれの日常的・常識的な美醜の判断がいかに習慣的な先入見によって左右されているかは、驚くべきことである。いずれにせよ、ここでは「異常」がひそかに「劣等」の意味を帯びてきていることは否定しがたい。

色盲や色弱は、はっきりした遺伝法則にしたがう先天的な色彩感覚異常である。その頻度はやはり非常に低く、もっとも多く見られる赤緑色弱でも男性が四・五パーセント、女性ではその一〇分の一といわれている。これは網膜構造の解剖学的な奇型に基因するものと考えられていて、その点では身体表面の奇型と同じことである。

この場合にも、色盲はそれ自体としてはなんの苦痛も伴わないし、外見上にあらわれるものではないから、ただちに他人の軽蔑や憐みを買うことにはならない。しかし、色盲者はたとえば自動車の運転（信号の識別）、美術、医学その他いろいろの分野からほとんど完全に閉め出されている。つまり、これらの分野における活動はすべて非色盲者である大多数の人に都合のよいような約束事にもとづいてなされていて、色盲の人にとってはこの約束事は適用しえないからである。

しかし、心臓の位置や指の本数と同じように、赤と緑とを識別しうる能力も、実は人間にとっては単なる偶然にすぎない。多くの色を識別しうることは便利なことには違いないとはいうものの、いわゆる正常な色神を所有する人間でも、無限の多様性をもった光のスペクトルの中から、ごく有限なわずかの色種を弁別しうるにすぎないのであって、赤とその補色に当たる緑とが欠落したからと言って、そのマイナスはそれ自体としてはさほど重大なことであるはずがない。にもかかわらず色盲が重大視されるのは、ひとえに日常生活のルールに対する不適合という理由だけによるものなのである。

これといわば対極的に位置するのが、テレパシー、心霊現象、念力、予見などの、いわゆる超心理学的な超能力あるいは「異常素質」の所有者である。

これらの人の体験内容は大多数の普通人にくらべるとはるかに豊富である。ところが、この普通人の体験内容を超える部分というのは、とりもなおさず日常性という枠組からはみだした部分にほかならない。だから、日常性、常識性の観点から見ると、この人たちは自分勝手な余分な世界をもっているということになる。そして、もしこれらの人がこの「余分な世界」の出来事にもとづいて行動したり、これを日常生活の中へ持ち込んだりすると、これは普通人の側から見ると日常性の約束事を脅かす行為、日常性のルール違反として受け取られかねない。昔からこの種の超能力者がややもすると精神異常者あるいはそれに近いものとみなされ、ある時代には悪魔や魔女の同類として迫害されたのもそのためである。

しかし、ふつう大多数の人がこのような超心理学的能力を有していないということは、ちょうど色盲の人が色彩系列の中のある一部についての感覚を有していないということとなんら変るところのない、単なる偶然のいたずらである。もしも色盲の人が「正常」な色覚の人にくらべて「欠陥」を有するというのならば、大多数の人間は超能力を有する人にくらべてやはり「欠陥」を有するということになる。この当然の帰結がふつうには認められていないのは、日常性をかたくなに支配している「多数者正常の原則」以外のなにものでもない。

精神の異常

質的な異常の中でも、これが私たちの本来の主題である精神の異常に近づけば近づくほど、問題は非常に複雑になってくる。すでにこれにきわめて近い位置にある超心理学的能力者について、私たちはこれを「異常」とみなす根拠は「多数者正常の原則」以外に存在しえないことを見てきた。それにもかかわらずこれらの超能力者は、同じように「多数者正常の原則」からは異常者であるはずの超平均的知能の持ち主とは違って、あからさまに「異常」の烙印を押されるのがふつうである。その理由はどうやら、知能の高さは合理主義的日常性の要請にかなっているのに対して、超心理学的能力はまさにその非合理性のゆえにこの要請に相反する方向をとっているということにあるのではないかと思われる。

この事情は精神の異常と呼ばれる事態においても同じようにというよりもむしろいっそう尖鋭化して認められる。しかもそこには、これまでに見出してきた「異常すなわち劣等」の見方や「異常すなわち病的」の見方が、きわめて複雑にもつれあってはいりこんでいる。それをこれからできるかぎり解きほぐしていかなくてはならない。

一概に精神の異常といっても、その中にはきわめて多種多様な側面が含まれている。精神的な機能の中には、純身体的な機能のように精密に数量化はできないまでも、ある意味ではこれを擬似的な量として取り扱うことの可能なものもある。たとえば「意識の清明度」とか「意志の強さ」とかいわれるものがそれであって、これらについてはある程度までは平均基準的な正常概念や、身体医学に準じた健康理念的な正常値の概念を適用することができる。

意識の清明度についてみると、これはその人の体験の演じられる舞台の全体的な照明の明るさにたとえることができ、ふつうは最も明るい照明の保たれている状態が基準にされる。したがって、意識の清明度の異常というのは、この照明の減弱のことである。睡眠過程における生理的な変化を別とすれば、通常この意識の清明度の減弱は大脳の機能的あるいは物質的な病変によっておこるものであるから、この「異常」はそのまま「病的」という意味をもってもさしつかえない。つまり、一般に意識は私たちの心的生活がいとなまれる場所として、精神的機能に数えられているけれども、すくなくともその清明度が問題にされるような次元においては、むしろ身体的な機能とみなしうるのである。

これに対して、意志の強さというようないい方をした場合、言葉の上ではこれもやはり擬似的に量的な取り扱いをうけることになるけれども、意識の清明度とはちがって、これはけっして身体的な現象とはいえない。ある人が意志が弱い人だという場合、これがそのまま「病的」という意味を帯びてくることにはならないのも、そのためである。むしろこの場合には、意識の清明度に関してはほとんど問題にならない「異常すなわち劣等」の見方のほうが、より当然のこととして適用されている。意志の力の弱い人が意志堅固な人にくらべて劣った人、人間的価値の低い人とみなされるのが一般的な考え方であって、この点ではさきに述べた知能の異常に近い性質を帯びている。

次に気分の異常といわれるものについてみると、これは量的なものに還元することはできないけれども、「病的」という意味を含んでいる点では身体的機能の異常に近い。気分はふつう、躁《そう》的気分と鬱《うつ》的気分という二つの方向への異常を示すとされている。躁的気分では気分は異常に爽快となり、精神活動のテンポは速くなり、行動量が増加する。鬱的気分においては、逆に気分は異常に陰鬱となり、精神活動のテンポは遅くなり、行動量も減少する。

ところで、気分の明暗や精神活動、行動量などの大小は、各個人によってきわめて大きな個人差のあるものであって、それはそのままその人の性格なり人柄なりの主要部を形成している。だから、単純に量的な比較によっては、気分の異常といわれるものを正しくとらえることはできない。気分の異常を正しくとらえるためには、どうしてもそれをその人自身の平常の気分状態と比較してみなくてはならない。単にきわめて陽気で活発だというだけでは躁状態であることを確定することはできないけれども、その人が平常は物静かで控え目な人柄であることがわかった場合には、その人が現在は異常な躁的気分におかれているということが確定される。つまりこの場合、「異常」はその個人における「常態からの逸脱」という意味を持つ。気分の異常が「病的」という意味を含んでいるといったのはそのためである。

さきに「病的」の意味について考えたときに、「健康」には「常態」という意味があると述べておいた。ところで、右に「正常」概念の基礎として考えた「多数者」ということと「常態」ということとは、身体的な領域においては——もちろん厳密に見ればいくつかの問題点があるにしても——おおむね矛盾なしに関係づけることができるだろう。もうすこし詳しくいうと、ここでは「多数者」の「常態」が「健康」であるとともに「正常」でもあるとみなされてよい。そしてそのためには、「人はその常態において、統計的正常値の母体の意味での多数者としてふるまう」という一つの暗黙の前提が必要なのであって、この前提は身体機能の領域ではほぼ満たされていると考えてよい。

ところがこの前提は、こと精神的な領域に関するかぎり、けっして自明のこととはいえなくなってくる。それにもかかわらず、精神的な異常のように厳密には数量化しえない異常についてて論じる場合には、この必ずしも自明でない前提が身体的次元以上に大きな意味を持つようになって、ときとしては「異常」の判定の唯一の拠り所とされてしまうことになる。つまり、ある個人において確認された「常態からの逸脱」がそのまま「多数性からの逸脱」の意味に読みかえられて、そこで「病的すなわち異常」の判定が下されてしまうことになるのである。たとえば、ある人がその常態において必ずしも多数者を代表するような平均的な気分の持ち主ではないとする。つまりその人が、ふだんから人並はずれて陽気で行動量の多い人であるとする。そのような場合でも、その人がある時期に彼なりの常態をはずれて陰鬱な気分になったようなときには、たとえかれがそのことによってほぼ通常の多数者の気分状態に近づいている場合でも、かれの常態を多数基準に読みかえて、この例外的な状態を「異常」と判定することになる。そしてそこには当然「病的」の意味が含まれることになるのである。

狂気という異常

ところで、気分の異常は多くの場合、このように爽快と陰鬱、行動量の増大と減少という現象にあらわれるだけにはとどまらないで、その人の社会生活や思考内容の面でもさまざまな意味での常軌からの逸脱を伴ってくる。つまり、気分の異常はしばしばある種の「狂気」をひきおこす。

ここではその一例として、〔ルートヴィヒ・〕ビンスヴァンガー〔一八八一－一九六六年〕が書いている（『うつ病と躁病——現象学的試論』みすず書房〔山本巌夫・宇野昌人・森山公夫訳、一九七二年／原著一九六〇年〕）躁病患者の例を紹介しておこう。

三十二歳の教養ある女性患者エルザ・シュトラウスは、精神病院に入院する日の朝六時に起き出して、約二時間もの間あちらこちらと歩き廻り、礼拝の行なわれている教会にはいりこんで、演奏中のオルガン奏者のところへ行き、その演奏をほめ、オルガンを教えてほしいと頼んだ。それから教会を出て、子供たちがフットボールをしている運動場にやってきて、自分もその競技に加わっていっしょにやり出した。

この患者の行動は、あきらかに病的に陽気な気分と行動量の増加とを示しているけれども、それだけではその本質をいいつくしたことにはならないような、常軌を逸したある種の奇妙さをも示している。厳粛な礼拝の最中に教会のオルガニストに話しかけて弟子にしてほしいと頼んだり、教養のある中年婦人が通りすがりのグラウンドでフットボールをして遊んでいる子供たちの仲間入りをしたりするということは、どこかおかしいとしかいいようがない。このおかしさ、この異常性は、いったいどこからくるものなのだろうか。

この「おかしさ」は、ふつう精神分裂病〔現在の呼称では「統合失調症」〕と呼ばれている事態において、いっそう極端なものとなってくる。精神分裂病者の示す異常には非常にさまざまの種類のものがあって、それについては本書の中でおいおい考えていくことになるけれども、ここで一例だけをあげておこう。やはりビンスヴァンガーの挙げているある男の患者は、癌《がん》をわずらって余命いくばくもない娘に対するクリスマスプレゼントに棺桶を贈った。贈りものというものの本質が、贈られた人にとって役に立つものという点にあることを考えれば、この行為はいちおう理屈に合っているようにもみえる。しかし、死の床にある娘に棺桶を贈るというこの発想は、やはりどうみてもおかしいとしかいえない。

このおかしさは、贈りものに含まれているもう一つの意味、つまり贈られた人がそれを喜ぶという意味の欠如から来るのだ、と考えれば理解できるかもしれない。しかし、そのような論理的な理解では、この「おかしさ」の本質を十分にとらえているとはいいがたい。

私が最近経験した例をあげると、ある分裂病者が入院治療を受けているとき、かれの母親は毎週きまった曜日に必ず私のもとをおとずれて、毎回大きな袋に一杯の贈りものをして帰って行った。その家庭はけっして非常に裕福だとはいえなかったのに、袋の中にはいつもかなり高価な品物が、それも何種類かの品がとりあわせて入れてあるのだった。その母親と、贈りものを受取るまいとする私との間に、毎週かならず長時間の押し問答が繰り返されねばならなかった。実際、彼女のくれるものを全部受取ったとしても、私自身ではとうていそれを消費しつくすことはできないほどの量だったのである。

この母親の場合、彼女自身が分裂病だというわけではない。しかし――分裂病者の家族にはまま見られることであるが――医者に感謝の意をあらわす際の彼女の態度は、すくなくともかなりの程度に常軌を逸していておかしいのであった。この場合、彼女の贈りものには相手を喜ばせるという意味は十分にそなわっている。私が迷惑したのは、そこに別の配慮がはたらいたからにすぎないのであって、私がその配慮をやめさえすれば、彼女の豪勢な贈りものはそれなりに相手をこの上なく喜ばせるだけの力をもっていた。

この例を考えあわせた場合、さきのビンスヴァンガーの例も、単にもらい手がそれを喜ばないという理由だけで異常なのではないということがはっきりするだろう。そこには、ものを贈ったり贈られたりするという特定の対人関係にそなわっていなくてはならないはずの、なにか決定的なものが欠落しているのである。この決定的ななにかは、躁病患者エルザ・シュトラウスが礼拝のために演奏中のオルガニストに親しく個人的に話しかけたり、子供たちのスポーツに飛び入りで参加したりしたときの行為からも同じように欠落しているものではないのだろうか。

常識の欠落

私は、この決定的なものをいいあらわそうとする場合、これを常識とよぶ以外には名づけ方はないのではないかと思う。礼拝儀式には礼拝儀式の常識があり、スポーツをしている子供たちと通りすがりの中年婦人という状況にはそれなりの常識がある。さらにまた、人にものを贈るという行為にもそれにふさわしい常識がある。この常識が欠落したとき、そこに生じるのは「非常識」以外のなにものでもないだろう。しかもこの「非常識」が、ふつうの意味での「非常識」のように常識と相対立する形ではなく、いわば常識がそっくりそれによって置きかえられてしまったような形で、つまりふつうならば常識の支配下にあるはずのことがらが、根底から非常識によって支配されてしまっているという形で出現してきた場合、私たちはこれを非常におかしなこととして、ふつうには起こりえない異常なこととして経験することになるだろう。

一般に「狂気」とよばれているこの種の精神的異常は、もちろんこれを量的に扱って平均的正常基準からの逸脱とみなすこともできないし、そうかといって、これをある種の質的な異常のように、多数者の常態からの偏異としてのみ考えたのでは、なにか本質的な点を見逃すことになってしまいそうである。もちろん、このような「非常識」な行動は、だれもがふつうにふるまうようなものではない。だから、それが多数者正常の原則からはずれていることは確かだろう。しかし、今見てきたような「狂気」の中には、このような多数、少数の概念を持ち出すまでもなく、いわばいっさいの比較を絶して、そのことがら自体において「異常」というよりほかないような奇妙さがある。心臓を右側に持っている人や色盲の人の異常さとは、どこか決定的に違っているところがあるのである。

前章において私は、異常は一般に不安をひきおこすものであるけれども、その中でもことに大きな不安の源となるのは精神の異常である、ということを述べておいた。精神の異常すなわち狂気が、その他の異常と根本的に違っている点があるとすれば、その相違点とさきに述べた大きな不安とは、どこかで関係があるのではないだろうか。

異常はすべて規則性からの逸脱であり、合理性からの逸脱であるとはいっても、平均基準、価値規範、多数者正常の原則などによって判定されうるかぎりでの異常性は、まだしも合理的に処理しうる種類の非合理ということができる。これらの量的、質的な異常に際しては、合理性はなおみずからの王国内に特別律法を設けて、逸脱者をもみずからの手で裁く権能を失っていないかのようである。

これに反して狂気という名の異常に至っては、合理性はもはやいかなる形でもこれをみずからの力によって統制することができなくなっているとはいえないだろうか。そこでは合理性の最後の拠りどころである常識すらも力を失って、合理性によって征服されつくしたはずの自然の非合理があらわにその姿を現している。理性的な判断や比較が加えられる以前に、すでにそれ自体において直観的なおかしさとして感じとられるこのような異常こそは、自然の非合理性を圧迫し、その痛恨の声を黙殺しつづけてきた人間の常識的合理性そのもののほころびとして、われわれ人間にこの上ない不安をひきおこさずにはおかないのであろう。

3　常識の意味

常識の語義

私たちはこれまでに、狂気とよばれる異常において、これを正常から区別する窮極的な基準は、常識の欠落ないしは常識性からの逸脱という点に求められなくてはならないだろうということを見てきた。そこで私たちは次に、ここにいわれている常識ないし常識性の本質は何であるかを、もうすこし立ち入って考えておかなくてはならない。

『大言海』によると、常識とは「世の常に通じたる道理をわきまえて知り居ること。普通の識見、思想。普通のかんがえ」である。ここで「普通」とはやはり「世の常」の意味であるから（『大言海』）、ここに述べられている「常識」の意味の要点は、最初にあげられている「世の常に通じたる道理」とは何かということに帰着する。「世」とは世間一般のことであり、「常」とは日常的ということだろう。そこで「道理」を合理性のもっとも根本的な基礎となっている筋道、合理性がそこから出てくる根拠、つまり一種の公理のようなものと解すると、『大言海』のいう「常識」とは「世間的日常性の公理についての知識」だといいなおすことができるだろう。

この「知識」のことを、『大言海』は「わきまえて知っていること」と解している。「わきまえる」は「別ける」から来た言葉であるから、これでは常識はある種の思慮分別的な知識ということになってしまう。しかし、常識に属している知識とは、実はそのような分別知とは別のものではないだろうか。「常識で考えてみればわかる」などという表現からも知られるように、常識は一種の「考え」の基礎になるものではあっても、理詰めの、理論的、推論的な判断とは別種の、むしろこれに対置されるものである。つまり常識には、理論的分別知以前の、一種の勘のようなはたらきが属しているのではないだろうか。

共通感覚

常識にあたる英語は、コモン・センスであって、これは「一般の感覚」という意味である。この言葉は、ラテン語のセンスス・コムーニスの直訳であり、このラテン語は、さらにギリシア語のコイネー・アイステーシスの訳語である。そしてこのギリシア語やラテン語は、ともに「共通の感覚」を意味している。つまりここでは、常識は語源的にも「知識」ではなくて「感覚」の一種としてとらえられている。

しかし、この常識の語源であるコイネー・アイステーシスは、昔はいわゆる「常識」の意味ではなく、むしろ視覚・聴覚・嗅覚・味覚・触覚という五つの「特殊感覚」に対して、それらのすべてに共通する感覚という意味で用いられていた（アリストテレス『デ・アニマ』

Ⅲ、四二五a）。つまりそこにはまだ、世間的・日常的な意味での「一般感覚《コモン・センス》」という用法は認められない。

アリストテレスのいう「共通感覚《コイネー・アイステーシス》」とはどんなものかというと、彼自身はこれをたとえば「白い」と「甘い」とを区別する感覚だとか、運動・静止・大きさ・数のような、共通的に感覚されるものについての感覚だとかいって説明している。しかしこれではまだ少々判りにくい。もうすこし判りやすく実例をあげて説明すると、次のように言えるだろう。

私たちは砂糖をなめたときに「甘い」という。しかしまた私たちは、未熟な芸術作品とか、世間のきびしさを知らない若者に向っても、これを「甘い」と表現する。子供をやさしく抱いている母親の感触も「甘い」し、ロマンチックなヴァイオリンの音色も「甘い」。こんなふうに味覚以外のいろいろな場面で「甘い」という表現が用いられるのは、単なる比喩や連想だけで説明のつくことではない。

いまかりに、砂糖をなめたときの味覚からの比喩や連想で、ヴァイオリンの音色を「甘い」といったとしよう。心理学的な観点から見れば、ここにはたしかに比喩や連想と呼ばれてよい機制がはたらいているかもしれない。しかし本当の問題は、このような比喩や連想を可能にしているのはなにかということである。砂糖の味覚からヴァイオリンの聴覚へと連想が進んだとするならば、この連想を渡した橋はいったい何なのか、ということである。それは要するに、この二つの感覚に共通にそなわっているなんらかの感触、なんらかの気分のようなものである。砂糖をなめたときに感じとったのと同じ感触が、ヴァイオリンの音色を聞いたときにも感じとられ、そこで私たちは私たちにとってより親しいほうの味覚的な表現を聴覚にも転用して、「甘い」音色ということをいうのだろう。

色が「白い」という場合と、場面が「白《しら》けている」という場合についても同じことがいえる。「しらじらしい」とか「しらけている」とかいうとき、たしかに私たちはそこに「白い」色からのなんらかの連想をはたらかせている。しかしこの連想の背後には、やはり「白い」色の視覚と「しらけた」雰囲気の感じとの両方に共通なある種の感触があるはずである。

だから、「甘い」といってもそれは砂糖をなめたときに生理学的に生じる純粋な意味での味覚そのものではないし、「白い」といってもそれは白紙を見たときの純粋に生理学的な視覚そのものではない。「甘い」にも「白い」にも、それが味覚や視覚とはまったく別種の感覚領域に転用されても通用するだけのプラス・アルファが、つまりこれらの表現をそのまま他の感覚領域に移しかえても変化しないような、いいかえれば「甘い」がもはや味覚のことでなくなり、「白い」がもはや視覚のことでなくなっても、それ自身は同一のままにとどまりうるような、なにかの感触がある。この感触にもとづいて考えた場合には、ふつうは相互に比較したり区別したりできないはずの「甘い」と「白い」とを、共通の基盤の上で比較し、区別することができることになる。アリストテレスが「白い」と「甘い」とを感じわける感覚だといった「共通感覚」とは、実はこのような「感触」のことと考えてよい。

さきにあげた「共通感覚」のもう一つの意味、すなわち運動・静止・大きさ・数などについての感覚という意味についても、根本的には右と同じことがいえる。これらの性質はたとえば視覚的にとらえうる物体の示す姿をあらわしていると同時に、聴覚的、触覚的な領域においても、私たちはまったく同じような性質をとらえることができる。私たちは音が動いたり止ったりすることを聞くことができるし、触覚的に大きさや数を感じとることもできる。ということはつまり、これらの性質が単一の感覚で感じとられている場合でも、そこにはこの単一の感覚の直接的な内容をなしているもの（たとえば聴覚の性質の時間的変化や触覚の回数）以上のなにものかが——つまり私たちがそれを「運動」と呼び「数」と呼んでいるようななにものかが——同時に感触されているということである。ここでもやはりこの感触が「共通感覚」の本態にほかならない。

さてこれが、アリストテレスのいう「共通感覚」すなわちコイネー・アイステーシスのおおよその意味である。さきに述べたように、このコイネー・アイステーシスがラテン語に訳されてセンスス・コムーニスとなり、それがやがて「常識」の意味に用いられるようになって、現代のコモン・センスという言葉になった。元来は一個人内部の感覚としてとらえられていた「共通感覚」が、いつどのような経路をへて世間的な「常識」の意味に転じてきたのかについては、ここでは詮索しない（カントの『判断力批判』〔一七九〇年〕においては、すでにセンスス・コムーニスの語が常識に近い意味で用いられている)。だがこのようにして意味の転化は生じたにせよ、私たちの用いている「常識」の概念とアリストテレスの「共通感覚」の概念との間には、どこかに隠された深いつながりが残っているはずである。

共通感覚から常識へ

共通感覚が個々の感覚に含まれていながら、それらの感覚に固有のものではなく、他の種類の感覚にも移し変えることのできるような、ある種の感触ないしは気分であるという場合、これはこの共通感覚が個人の有機体の内部に生じる感覚生理学的なプロセスではなく、すでに個人内部の領域をはみ出した、自己と世界との関係の仕方にかかわるものだという意味を持っている。私たちが「甘い」という場合、それに対応している味覚そのものは生理学的プロセスとして有機体の内部に属しているかもしれないが、この味覚が他の領域での「甘い」という表現との間に共通に有している感触は、もはや有機体内部のことではなくて私たちと世界とのかかわりかたの性質である。この「甘い」において、私たちは有機体からぬけ出して、世界の中に出で立つことになる。この世界への出で立ちかたが、砂糖をなめたときと子供を抱いた母親を見たときとで相通じるものがあるために、私たちはどちらの場合にも同じように「甘い」という表現を用いうるのである。

「甘い」ということにおいて私たちが世界の中へと出で立ち、世界とかかわっているということ、このことは同時に、人びとがこの「甘い」という言葉の意味についての共通の理解をもち、そこに相互了解が成立するということの根拠にもなる。私たちは、完全に有機体の内部に生じている生理学的プロセスを、けっして他人との間で比較しあうことができない。私が「赤い」と感じとっている感覚内容と、他の人が「赤い」と感じとっている感覚内容とが同一であるかどうかは、けっして判らない。同じ砂糖をなめた場合、私と他人とが同じ味覚を感じとっているかどうかを比較してみることはできない。しかし、私が「甘い」といい、他の人が「甘い」といった場合、この「甘い」という意味内容については、私たちは相互了解を持つことができる。それは、この「甘い」がもはや有機体内部の出来事ではなくて、各人の世界へのかかわりかたであるからである。

　私たちはめいめい、自分自身の世界を持っている。私とだれか別の人物とが同じ一つの部屋の中にいる場合にも、私にとってのこの部屋とその人にとってのこの部屋とは、かならずしも同じ部屋ではない。教師と生徒にとって、教室という世界はけっして同一の世界ではないし、侵略者と被侵略者にとって、戦争という世界は全く違った世界であるはずである。しかし、このように各人がそれぞれ別の世界を有しているというのは、私たちがこの世界に対して単に認識的な関係のみをもつ場合にだけいえることである。私たちが認識的な態度をやめて実践的な態度で世界とのかかわりをもつようになるとき、私たちはそれぞれの自己自身の世界から共通の世界へと歩みよることになる。

教師と生徒にとって、彼らが教室というものをそれぞれの立場から単に眺めたり考えたりしているかぎりにおいて、教室は同一の世界とはいえない。しかし彼らが、授業という形であれ、討論ないしはつるしあげという形であれ、教室を相互的な実践的行動の場としてこれにかかわりあうようになると、彼らは一つの共通な世界としての教室を持つようになる。純認識的な観点からは敵と味方にとって別の世界という様相を呈していた戦争も、戦闘行為という実践の場では共通の一つの世界として現われてくる。

さきに、共通感覚において私たちは自己の有機体内部の感覚から抜け出して世界へのかかわりをもつ、と述べておいた。つまり共通感覚とは、すぐれて実践的な感覚なのである。共通感覚としての「甘い」や「白い」は、けっして単に甘さや白さの認知だけを表わしているのではない。それはむしろ、「甘い」というときに生じる自己・世界関係、「白い」というときに生じる自己・世界関係にそれぞれ特有な、自己の世界への実践的なかかわりかたの様態を表現している。

常識の規範化

私が他人に向って、「甘い」とか「白い」とか、あるいは「暑い」とか「痛い」とかの言葉を発する場合、これはすべてこのような実践的な意味をもった共通感覚に支えられているのであって、その限りにおいて世界に対する実践的・行動的な態度を表明していることになる。そしてその限りにおいて、この言葉に関する世界が他人との間に共通に開かれて、そこで他人との相互了解が可能になる。

私はこの点に、アリストテレス的な共通感覚とふつうにいう常識との深いつながりを見出すことができると思う。常識とは、『大言海』がいうような「世の常に通じたる道理をわきまえて知り居ること」、つまり世間的日常性の公理についての分別的知識のようなものではない。常識とは、すぐれて実践的な感覚である。純粋に認識的な知識に関しては、「常識」という言葉は用いられない。信号が赤であるか青であるかの認識についての「常識」などというものはない。「常識」が問題になるのはむしろ、赤や青の信号を見て立ち止まるか歩き出すかの実践的行動なのである。

常識とは、人びとの相互了解の場における実践的感覚がある種の規範化をこうむったものと解することができる。これをいいなおすと、常識とは共通感覚が相互了解的に規範化されたものだといってもよい。常識といわれるものが可能であるためには、人間が単なる生理学的感覚を受容するだけではなく、それと同時に実践的な世界とのかかわりという意味をもつ共通感覚を生産しうるということが必要である。共通感覚において世界の中へと出で立っている人間は、常識においていわば「人と人との間」に立つ。常識とは、人と人との間を支配している共通感覚である。

ところで、いまいったように、常識とは相互了解的に規範化された実践的感覚である。これはさきに『大言海』に拠ってまとめた常識の定義において、「世間的日常性の公理」といわれたことに相当する。この「規範化」とか「公理」とかいわれるものの具体的内容は、時代により、社会構造により、文化形態によってさまざまにことなるだろう。たとえばわが国では人と人とが出会ったときにたがいに頭を下げるのに対して、西洋の国々ではたがいに相手の手を握りあう。しかし、常識といわれるものが存在すること、それが一種の規範性を帯びたものであり、公理的なものであることは、時代や文化の相違を超えて人類の共同体一般についていえることのようである。

「公理《アキシオーム》」という言葉は、今日では「自明のこととして証明なしに真理として受け取られるような前提」という、きわめて論理的な意味で用いられている。しかしそれの源になっているギリシア語のアキシオーマは、「人びとが共通に真または美と判断するもの」という、よりも世間的で実践的な意味をもっていた。いま、「あるものはそれ自身にひとしい」という公理についてみると、これは一見、それ自体において当然な、絶対的な自明性をもっているように見えるけれども、これが真理とみなされるのは、人びとが共通にそれを真と判断しているからなのである。判断といっても、私たちはこの公理を理論的・推論的に証明することはできない。これはまさに、センスス・コムーニスとよばれる感覚によって直観的に感じとられる以外には近づきようのない「真理」である。そしてこの「真理」は、人びとが共通に「それ以外には考えようのないこと」として感じとっている限りにおいて、強い規範性を帯びてくることになる。

常識が帯びているこの強い規範性は、常識を外れたものの見方や行為に対する強力な規制の根拠となっている。精神異常者が日常性の社会から徹底的に排除されるのは、常識によるこの規制措置の結果である。そこで、この専制的な規範性がどこからその大きな権限を得てくるのかを問題にする前に、実際の精神異常者に際して常識が逸脱される様相をもうすこし立ち入って見ておいたほうがよいだろうと思われる。

4　常識の病理としての精神分裂病

精神分裂病とは

さまざまの種類の精神異常のうちでも、常識に対してもっとも強力な破壊力を及ぼすのは、「精神分裂病（現在の呼称では「統合失調症」）」とよばれている事態である。

精神分裂病というのは、ふつう一五歳から二〇歳ごろになって、それまでとりたてて変ったところのなかった子供が、めだたぬうちに、あるいは人間関係のつまずきをきっかけにして、しだいに性格の変化を示しはじめ、しだいに友人たちから離れてひとり物思いにふけったり、人生上の問題に悩んだりするようになったり、あるいは突然ささいな理由で周囲の人に対して反抗的な行為を示したりするようになり、やがて現実からまったく遊離した自分だけの世界の中にはいりこんで、そこでさまざまな妄想や幻覚を体験し、多くの場合には完全な「正常人」にもどることなく、さまざまの程度に偏った人生を送ることになる不幸な「病気」である。

精神分裂病者が妄想をいだく場合、たいていは外界のなんでもない出来事を自分自身に関係づけて、他人の会話、新聞やテレビに報道されている事件、その他自分の周囲に起こるさまざまのことがらを、自分と深い個人的な関係があることのように思いこみ、あるいは自分が他人によって内的に支配され、管理されている、自分の秘密が知らぬまに外へ洩れている、世界がすべて自分を中心にして動いているなどと考えてしまう。周囲の人びとは、たいていの場合は自分に向って不当な干渉を加える加害者だと解釈されるけれども、ときには自分に対する好意から忠告を与えてくれるとか、陰ながら自分を庇護してくれているとか考えられることもある。分裂病者の幻覚も、それに応じて他人の声、神の啓示、秘密組織からの暗号、テレパシーなどの形をとって、自分の行動に影響を及ぼし、これを操作するものとして体験されるのがふつうである。

このような他人や世界に対する「関係妄想」的な症状のほかに、自分がもともとの自分とは別の人間になってしまったとか、自分が一人ではなく多くの分身にわかれているとか、自分が時間的な連続性をもたず、毎朝眼をさますごとに別の自分になっているとかの、自己同一性の障害を訴えることも多い。ときには自分自身だけではなく、親や兄弟、友人のような身近かな人物も別の人物に変ってしまったり、自分の両親は実の両親ではない、というようなことを訴えたり、だれか他の人が変装して現れたのだと考えられたりすることもある。自分の両親は実の両親ではない、といういわゆる「貰い子妄想」や、人気俳優や歌手などを自分の本当の親と思いこむ妄想もかなりよく見られるものである。

このようないわゆる妄想・幻覚症状以外にも、分裂病者はいろいろの奇妙な症状をあらわす。患者は知的能力の点では格別の障害をうけないのに、いわゆる「分裂病性思考障害」におちいると、多くの観点からふつうの人とは違った思考法を示すようになる。それは一見、通常の論理とはまったく別の論理性によって支配されているようにみえ、すこし進んだ状態になると、患者の話はまるで理解できないものとなる。ことに特徴的なのは抽象的で難解ないいまわしが多用されることであって、ときにはふつうの国語にはないような新奇な単語が創作されたり、ある言葉が本来の意味とはまったく無関係な独創的な意味で用いられたりすることもある。

これらの症状を数年間にわたって持続している間に、分裂病者はしだいに独得の、いわゆる「人格変化」を示してくるようになる。もっとも不幸な経過をたどる患者は、やがていっさいの対人関係から身をひいて自分ひとりのせまい世界の中に閉じこもり、服装にも身なりにも関心をもたず、浮浪者のような不潔でなりふり構わぬ生活を送るようになる。ふつうの社会生活において必要とされるような対人的な配慮や情緒を示さなくなるため、人格はひどく平板化しているように見え、ただ単に「生きている」だけの、動物的あるいは植物的なレベルにまで落ちこんでいるかのような印象を与える。彼らにはいわゆる時間意識がまったく欠如しているように見え、何年もの間ほとんど動かずに一ヵ所で暮していながら退屈するということもないようであるし、数年前の出来事と昨日の出来事との区別もつかないように思われることもある。

以上やや教科書風に述べられた精神分裂病の症状は、あらゆる観点においていわゆる常識からのいちじるしい逸脱を示している。もしも精神分裂病の症状をただの一言でいい表わすとするならば、「常識の解体」という以外にないだろう。ここでは世間一般に通用している常識が、あらゆる面において、しかも根本的に成立不可能となっている。

精神分裂病がほかならぬ「常識の病態」であることは、右にあげたような症状がすっかり出そろった時期においてはじめていえることではない。それはむしろ、いわゆる「発病」のごく初期において、あるいはさらにそれに先立って、すでにはっきりと認められることである。患者の病前から発病当初における行動や体験を注意深く聞き出してみると、患者は実際の「発病」——それは多くの場合、きわめて偶発的な出来事をきっかけにして異常がはっきりとしてくる時点をさしていうのであるが——よりもずっと以前から、あまり周囲の注目をひかぬ程度にではあれ、常識から外れた行動を示す傾向をもっていたということがわかるものである。それはたとえば、女の子が男のような服装をしたがるとか、学校でノートを取るのに変った色のインクを用いるとか、深夜にステレオの音をいっぱいにあげておいて試験勉強をするとかの程度のものであるかもしれない。だから、そのときにはまだ家族のだれひとりとして、それが重大な精神異常の徴候であるなどということには気付かない。ところが後になって明らかな分裂病性の症状が出現してくるにつれ、それらの一見たあいのない常識違反とのちの重大な症状との間には本質的な連続性のあることがわかってくる。

ときとしては、精神科医の眼から見ればすでに疑問の余地のない分裂病症状がはじまっていて、しかもそれがすでに数年の経過をへていると思われるような場合にすら、この「症状」が家族の眼にはまだ異常なこととして感じられず、家族は患者が精神病であるという医者の診断に対してまったく耳をかたむけようとしない、といった例もすくなからずある。最後の章でまとめて述べるように、精神分裂病者の育ってきた家族には独得の人間関係の歪みが認められるのがつねであり、そのような家族においては、世間一般に通用している常識が十分な規範性をもたず、そのためにかなりの程度の常識違反でも家族の眼には異常とうつらないのであろう。このような家族については、発病して精神科医のもとで治療を受けることになる一人の患者が分裂病にかかっているというよりも、むしろ全体としての家族そのものが、「常識の欠落」という意味での分裂病におちいっているのだといったほうがよいかもしれない。このことは、まだ大きな謎につつまれているこの病気の原因を考えて行くうえで、非常に重大な意味をもつことである。

常識からの逸脱は、患者の日常的行動や症状内容において、いわば「他覚的」に確認されるだけではない。患者の中には、自己の内部に生じている微妙な変化についてのはっきりした「自覚症状」をもち、これをかなり的確に表現できる人も少数ながらいる。そういう分裂病者の言葉のはしばしからは、彼がいかに自分自身の常識の欠落に苦しんでいるか、私たちの無反省な日常生活の基礎構築をなしている常識からの逸脱が、患者にとっていかに大きな問題であるかがよく読みとれる。

症例

そういった患者の一例として、私が最近経験した一九歳の男子大学生の病歴から、彼の特徴的な言葉をすこし拾い出してみよう。彼は建具師の一人息子として生まれ、三歳年長の姉が一人いる。父親は酒飲みの上、競輪や競馬にこって家業や妻子をかえりみなかったので、患者が小学校四年の時に母親は夫に愛想をつかして別居を決意し、二人の子供を連れて実家に戻った。実家には母親の父がやはり建具師をいとなんでいて、患者の一家はこの職人かたぎで頑固な祖父と同居することになる。母親は、子供たちのためなら自分を犠牲にするのをいとわないという態度を、きわめてあからさまにみせびらかすタイプの女性で、この一見自己犠牲的で悲愴味すら帯びた愛情表現の背後には、子供たちにいっさいの勝手な振舞いを許さないという専制的な支配欲求が、これまたあからさまにみてとられる。ただし母親自身は、この明白な支配欲求についてのいささかの自覚ももっていない。

患者がはっきりとした異常を示しはじめたのは、一八歳で大学に入学した直後のことである。それはまず、自分が無断でテレビに映された、教師が自分のほうばかりを見ている、道を歩いていると通行人が自分を白眼視する、眠っている間に自分の考えが他人に洩れるらしい、みんなが秘密を知っていて自分だけに教えてくれない、などという関係妄想的な体験で始った。高校時代までかなり成績のよかった患者であるが、集中力の散漫をきたすと共に、成績はどんどん下降して、大学一年の後期の試験はほとんど全課目、零点に近かった。以下は彼が現在までのほぼ二年間にわたる治療の間に、私に話してくれた体験のごく一部である。

すべてのことが自分の思うようにならない。たとえばボーリングでも、あまりに次から次へと自然に流れて行くのでそれに追いつけず、自分が気づいたときには終っていたりする。——今の世の中でおこなわれていることが、きつすぎるように思う。こういう時は出歩いた方がいいですか、家にいた方がいいですか。——矛盾した二つの心が葛藤しているようだ。どうしたらいいですか。——時々いらいらする。その時はどうすればいいですか。——鏡にうつる自分が嫌いだ。どうしたらいいか。——映画を見たら画面の中に入って、自分が不在になる。帰宅してもどこかおかしい。——勉強はした方がいいですか、しない方がいいですか。——どこがおかしいかわからないが、どこかおかしくなることが一日に一、二度ある。——自分の立場がない感じ。自分がきちんとしていないとなにもかもめちゃくちゃになる。自分で自分を支配していない感じ。——姉の表情が苦になった。姉の表情であげあしをとられたような気がしてどきりとした。これはきょうだいげんかでしょうか。姉にあやまったらいいでしょうか。これからどうやったらいいでしょうか。——なにかにつけて判断がしにくい。試験の答案を書いたあと、友達のを見て答が違っていたので、そちらに合わせて書きなおした。そしたら実は自分の答の方が合っていた。——主体性のないのは病気ですか、性格ですか。——周囲の人たちがふつうに自然にやっていることの意味がわからない。皆も自分と同じ人間なんだということが実感としてわからない。——なにもかも、すこし違っているみたいな感じ。なんだか、すべてがさかさまになっているみたいな気がする。

患者自身によって述べられたこれらの体験はすべて、患者の日常生活が自然さを失い、秩序を失い、それを患者自身が十分に支配できない、という共通の意味方向を示している。日常生活の基本的な筋道に対する感覚が失われて、どうすれば自己を主体的に確立できるのかがわからないのである。周囲の人びとがふつうに、自然に生活しているのが、患者にとっては不思議でならない。面接のたびに患者から再三再四もち出される「どうしたらいいでしょう」という質問は、私たちが通常ほとんど疑問にも思わず、意識することすらないような、日常生活の基本的ないとなみの全般にわたっていた。

この奇妙な質問癖は、患者の病気が深刻なものであることを告げられた時の母親の取り乱した態度と深い関係があるようである。そのとき母親は極度に混乱して、「どうしたらいいでしょう」という問いばかりをやたらに繰返し、患者の気持を判ってあげるように、という私の言葉にはほとんど耳をかさず、「食事はどうしたらいいでしょう、大学へ出たいといったらどうしたらいいでしょう、休学するといったらどうしたらいいでしょう、病院へ行かないといったらどうしたらいいでしょう」等々、患者の外面的な生活管理の仕方ばかりを知りたがっていたのが特徴的だった。おそらくこの母親は、これまでも絶えず患者の生活を自分の意のままに管理しつづけてきたのであろう。そして、母親に自己の生活管理の全権を委託して育って来た患者は、いま大学生にふさわしく独力で自己自身を支配しようという意志を抱いたそのとたんに、自分にはごく日常的な生活の管理の仕方すら身についていないのだということを痛切に自覚しなくてはならなかったのであろう。事実、患者は私に向って何度か、「母から独立したいと思うが、どうしても独立できない」ということを語っている。

精神分裂病の原因について、あるいはこの独得の狂気の背後にある基礎的な障害について、昔から実にいろいろの説が立てられている。なかでも、これは生物学的な遺伝疾患であるとする説や、脳内のある種の代謝障害によるものとする説は、現在でもなお根強く残っている。しかし、すくなくともこの症例から見るかぎり、分裂病性の「常識の欠落」を産み出したもっとも大きな要因は、患者の育った家庭内におけるかなり特徴的な事情にあるのではないか、という推測が十分に可能である。

常識という感覚は、他のいろいろな感覚と同様に、潜在的にはすべての人間に生まれつき備わっているものであろう。しかし、これを具体的な形で身につけることができるためには、長い幼児期を通じての「訓練期間」が必要である。この「訓練期間」になんらかの不都合な事情がはたらいて、常識が社会生活をいとなんでいくのに十分な形で身につかなかった場合には、その人は子供から社会人への過渡期にあたる一〇代の後半において、さまざまの仕方でこれに悩むことになるだろう。ここから、精神分裂病とよばれる事態が展開してくる可能性があることは、容易に考えられることなのである。

常識の形成期に作用する有害な事情としては、まず第一に両親その他の家族によって構成されているその家庭の日常生活の独得の様相が考えられなくてはならない。それは、この患者のように、母親の側からの一方的で専制的な生活管理であるかもしれない。分裂病者の母親の中には、このような過保護・過干渉的な母親、子供の立場でものを考えることができず、すべてを自己の意志ではこぼうとする母親が非常に多い。それと同時にまた、この患者の場合には、父親が――おそらくは実質的には最初から――欠如していたということも重大な要因となりうるだろう。男の子には男の子特有の、女の子のそれとは違った意味の常識の形成が必要である。ふつう男の子は、自分の父親を見習うことによって、男性としての常識を身につけていく。ところが私たちの患者の場合には、この男性としての常識の供給者となるべきはずの父親が最初から欠けていた。このことがこの患者を分裂病者として成長させた、もう一つの重要な要因ではなかったかと思われる。

常識というような、あまりにも身近なものであるためにふつうは十分に距離を置いて考察の対象にすることがむずかしい事柄について考える場合には、それが欠落したり機能を停止したりする例外的な事態について考えてみるのが一つの有用な方法である。分裂病という事態は、その意味ではまさにうってつけの自然実験と見ることができよう。同時にまた、分裂病を常識の病態とみなすことによって、これまで謎につつまれていたこの狂気の本態が、かなりの程度まで明らかにされることも期待できる。さらに、世間がこの病気に対してかたくなに示している偏見や、差別的・排除的な姿勢が、いかなる根源的な理由に基づくものであるかという問題も、世間一般の常識と分裂病者における常識の欠落との間の関連を抜きにしては考えられないことである。

5　ブランケンブルクの症例アンネ

前章で私自身の症例に関して述べた「常識の欠落」としての精神分裂病〔現在の呼称では「統合失調症」〕の病理は、ドイツの精神病理学者〔ヴォルフガング・〕ブランケンブルク〔一九二八―二〇〇二年〕が最近の著書（〔Wolfgang Blankenburg〕"Der Verlust der natürlichen Selbstverständlichkeit〔: ein Beitrag zur Psychopathologie symptomarmer Schizophrenien〕"『自然な自明性の喪失』Ferdinand Enke Verlag, Stuttgart 1971〔W・ブランケンブルク『自明性の喪失――分裂病の現象学』木村敏・岡本進・島弘嗣訳、みすず書房、一九七八年〕）の中心に置いている一女性患者において、くらべもののないほどの明確さと豊富さでもって示されている。男女の相違はあっても、この症例アンネは多くの点で私の症例に類似しているし、自己陳述は私の患者のそれよりもずっと的確である。私自身の治療中の患者について、詳細にわたって具体的に描写することには種々のさしさわりがあるので、以下このアンネの病歴から重要な部分を引用して、今後の考察の材料にしたいと思う。

母親からの話

二〇歳の女店員アンネ・ラウは、大量の睡眠薬で自殺をはかって、フライブルク大学の外科と内科で救急処置をうけたのち、精神科に収容された。

家族には精神病の遺伝は知られていない。両親は東ドイツの出で、父親は工場主だった。母親は知的な家庭に生まれ、大学まで進んだが経済的理由から中退している。アンネには大学生の兄と高校生の弟がいて、この二人は正常だという。三人の子供の学校での成績が良いことを、母親は非常に誇りにしていた。戦後、西ドイツへ移住して以来、父親はだんだん家族のことをかまわなくなり、妻のほかに女を持つようになったが、年頃の子供たちへの配慮から、結婚生活は最初なんとか続けられていた。しかし、半年前から両親は別居しており、離婚訴訟が進行中であった。

患者は幼時には病弱で、歩き始めるのも言葉をおぼえるのも遅かった。しかし、その後の発育は順調で、大きな病気にはかかっていない。小さい時から行儀のよい、物静かな子で、ほとんど楽しそうな顔をせず、同じ年頃の子供たちともあまり遊ばなかった。彼女は父親には好かれず、指しゃぶりをしてひどくぶたれたりした。実際、彼女はごく最近になるまで爪を嚙むくせがあったという。――こういった彼女の子供時代のことを話すときの母親の冷静で客観的な態度は少々奇異な感じを与えるほどだった。

乱暴な父親に対する三人の子供の態度は、それぞれにことなっていた。兄はかしこくて、友人間で人望があり、友人の家によく招かれたりして、家庭のいざこざから少し距離を置くのに成功していた。しかし反面、この兄はまだしも、父親となんらかの関係を保っていた。弟は逆に、最初から父親をきっぱりと拒絶していた。

そこでアンネだけが、父親の乱暴を一身にかぶらなくてはならないはめになった。父親の息子たちに対する態度はまだしもましだったけれども、彼女に対してはまるでぼろぎれを扱うようなひどい仕打ちを加えた。彼女はそれを避けることすらなしえないで、感情を殺してなすがままにされていたという。

アンネは不機嫌におしだまったまま、一心に勉強にうちこんだ。いつ見ても彼女は勉強机にしがみついていた。一四歳頃までは成績も良かったが、一五歳頃から成績が下がり、経済的な事情のこともあって、それ以上の進学はあきらめなくてはならなかった。父が当てにならないために母親がはたらきに出ねばならず、アンネは小さいときからひとりぼっちにされていたが、おとなしくて文句一つ言わぬいい子であったという。

学校をやめた彼女は近くの商業学校に入ったが、当時はまだなんの異常もなく、仕事にも興味をもって満足した生活を送っていた。趣味はなく、本もほとんど読まなかった。当時から自分は他の女の子とは違うのではないかという感じを抱いており、それを苦にすることもあったが、行動の面では別に目立ったところはなかったという。

二年前、アンネは当時兄が大学に通っていた町の会社に就職した。時おり家に帰っては、自分がまだ子供で、知らないことがたくさんあるといって悩んでいたらしい。事実、彼女は妙に子供っぽく、時どきおかしな質問をしたりした。他の人たちと同じように一人前にふるまってみるのだがうまくゆかず、それが彼女をますます臆病にしてしまった。他人に好かれたい、知りあいになりたいと思いながら、反面それに対して大きな不安を抱いていた。くつろげる家庭がない、安らぎの場がほしい、というのも彼女の悩みであった。休日に帰宅するたびにたくさんの疑問や答えようのない質問をもち出し、話のつじつまがあわなかった。しかし母親は、これはアンネが無邪気すぎて、ふつうの女の子といっしょにやっていけないためだと考えた。男の子に対する関心はこれまで一度も示したことがなかった。

約半年前に兄が大学を変ったので、アンネは独力で別の町に家族のための住宅を探し、そこへ母と弟がやってきていっしょに住むようになった。その町で彼女は化学会社に就職したが、もはや勤務に耐えられる状態ではなくなっていて、毎晩帰宅するごとに、自分はだめな人間だ、自分は「立場」がはっきりしていない、毎日の仕事がこなしていけない、などといって悩むようになった。

そこで母親は会社をやめさせて、看護婦見習いとしてある病院に勤めさせたが、そこでもやはり同じことで、「自分は人間として役に立たない」といい出してすぐに仕事をやめてしまい、今度は職業安定所の紹介で託児所で働くことになった。

最初、彼女はこの職場を気に入っているようすであったが、いよいよ出勤を開始する直前になって、家族にとっては予想もつかなかった突然の自殺をくわだてた。自殺未遂の前日、彼女はまだふだんと変りなかったという。

このようなことを主治医に物語ったアンネの母親は、「教養」とか「公衆道徳」とかいうことについて非常に確固とした信念を持っていて、たいへんに厳しく、あまり融通のきかない母親だという印象を与えた。母親の中には、娘に対する支配的で過保護的な配慮と、娘を真に理解しようとしない心の冷たさとが同居していた。しかし彼女自身は、アンネが彼女について語った言葉から想像されるほどには異常に見えなかった。

アンネ自身の追想

患者自身からは、次のようなことが聞き出された。彼女は東ドイツに生まれ、一歳にならないうちに両親に連れられて西ドイツへ亡命した。小さい頃のことはほとんどおぼえていない。

アンネの口から家庭内の事情を聞き出すことは困難だった。父親については彼女はただ、「私は当事者でないから、お話しする立場にないと思います。本当はどうだったのか、私には全然わかりません」というだけだった。母親が語った、小さいとき父親にぶたれたということも、アンネの記憶にはなかった。ただ、父親が彼女にやさしい口をきいてくれることはほとんどなかったという。父親がやさしくしようとしても彼女はそれをこばみ、それで事態がいっそう悪くなったらしい。母親からはいつもなにもかもお父さんがいけないのだ、と聞かされていた。

小学生のころはよくない子で、お菓子やお金をぬすんだりした。他の子供が叱られるのを見て喜んだために、先生が母親に向って、この子はよくない性質をもっている、と注意したことがある。自分の人形をぶって喜んでいた。友達はなく、いつもひとりぼっちだったが、勉強は好きだった。熱心に勉強してたくさんのことを暗記したが、それは先生の関心をひくためだったという。学校では「生き字引」というあだなをつけられた。家庭の事情で高校を中退してから商業学校にはいったが、「そこでも人間としてだめでした」という。そこの先生は、彼女がすこしおかしいことに気付いていたはずなのに、逆にほめられることが多かったという。「どんな問題にも答えられるのに人間としては劣っているなんて、いやなことですね」と彼女はいった。

アンネはセックスのことについてはほとんど知らなかった。初潮は一二歳ごろで、そのことは前から母親に教わっていた。同級生たちがセックスの話をしていても、彼女はそれには加わらなかった。男の子に興味を持ったこともなかった。ダンスパーティーなどのような、男の子と近づきになれる機会を、彼女は意識して避けた。彼女はいつも、自分はそういったことができるほど成熟していないと感じていた。

しかしともかくも、商業学校時代は楽しかったし、成績も悪くなかった。卒業後、彼女は父親から離れるために、兄が大学に通っている町で就職し、夜学で英語とフランス語を習った。家が恋しいと思う反面、母親から独立したいという気持もあった。彼女はだんだん母親を理解できなくなっていた。「お母さんの考えかたは違うんです。私はそれでだめになってしまったんです」と彼女はいう。

兄が大学を転校したとき、アンネは別の町で家族のための住宅を見つける仕事をひきうけた。彼女は非常な活躍でうまく住宅をみつけたが、それはいわば彼女が最後の努力をふりしぼったといった感じだった。その間に両親の離婚訴訟が進行していたが、彼女にとってそれはどうでもよいことだった。母と弟が彼女の探した住宅にやって来て、彼らはいっしょに暮しはじめた。最初のうちは父親がまだときどきやってきて、さわぎをひき起こしていった。母親は事務所に勤め、アンネは大きな会社に就職した。その職場はちっとも楽しくなかった。仕事は面白かったが、対人関係がむずかしかった。ほかの人たちが変な目で彼女を眺め、彼女がすこしおかしいことに気づいているようだった。彼女は、自分はまだ精神的な成長がおくれているのだ、自分はまだ子供なのだと考えた。とうとう仕事も手につかなくなって、彼女は会社をやめてしまった。なにもせずにぶらぶらしているわけにもゆかず、彼女は病院の見習い看護婦になった。しかし、そこでもやはり仕事にうちこむことができず、いつも考えごとばかりしていた。いろいろな考えや疑問が頭の中にいつも住みついていた。「あたりまえのこと」ということが彼女にはわからなくなった。「ほかの人たちと同じだ」

ということが感じられなくなった。人はどうして成長するのかという疑問が、頭から離れなかった。不自然な、へんてこなことを一度にたくさん考えたりした。なにごとも理解できなくなり、なにをしてもうまくゆかなかった。彼女はなにひとつ信じられなくなった。神も信じられず、他人との関係も自分の立場も、母親に対する信頼も、すっかり消えてしまった。道で人が集まっているのに会うと、「私が疑問を持っているということをその人たちがすぐに見抜いてしまう。でもそれが他人にわかるということはちっとも不思議なことじゃない」という妙な感じをいだくことがよくあった。

この「妙な感じ」は母親に対しても生じた。「お母さんだって……お母さんの眼なんです。私にはお母さんがまるでわからない」と彼女はいう。こんな変な状態は実はもう何ヵ月も前から続いていたのだった。そのころからいつも自殺のことを考えていた。ナイフを手に持ったこともあったけれど、そのときは死ぬ勇気がなかった。睡眠薬で自殺しようと思いついたのはその前の日のことだったと思う。次の朝に町中のあちこちの薬局から睡眠薬を買い集めて、お昼ごろに七〇錠いっぺんにのんだ。すぐに睡くなって、眠ってしまった。入院後も彼女は何回か自殺をはかったが、成功しなかった。

入院時の所見

患者の体型は肥満型。内科的、神経学的には病的所見なし。精神的にも、一見したところ外面的にはふつうの娘のように思われた。しかしやがて、その背後には極度に敏感でもろい性格と、人格の著明な未熟さがひそんでいることがわかった。情緒的な発育においては、彼女はまるで小さな子供のようだった。しかし、この頼りなげなあどけなさの反面には、わがままで気持が通じないという印象も同居していた。つまり、自閉的な自己中心性と無防備の無邪気さとが、極度の閉じこもりと周囲のなすがままにまかせる主体性のなさとが同時に並存していて、この矛盾がひどく特徴的であった。高度の情緒的な発育遅滞にもかかわらず、ヒステリー的な顕示傾向は見られなかった。

彼女の感情状態は非常に不安定で、抑鬱気分は認められないのに、すぐに突然の、「状況にそぐわない」絶望的な不機嫌さにおちいった。そのような不機嫌を起こすきっかけは、いつもごくささいなことだった。それはきまって日常ありふれたちょっとしたことだったが、それはまた、その人が日常生活の自明性の中に根をおろしているかどうかがはっきり読みとれるような事柄でもあった。彼女を不機嫌にさせるのはこの事柄自体ではなく、それに触れて自分の欠点をあらためて意識しなくてはならないということのほうなのだった。ときおり、若い女の子によくあるびっくりするような大笑いが始まり、なにもかも笑いとばして済ませてしまうという様子だったが、その笑いの底にある冷たさと空虚さから、それがほんとうに心からの笑いでないことが知られた。ときどきたかまる自殺衝動や破壊衝動を除けば、彼女の行動は緩慢で、ときには動きがふっと途切れたりした。

会話はすぐに、いつ終るともわからないひとりごとになっていった。何ヵ月もの間、患者は同じ悩みと同じ疑問を単調に繰り返しつづけた。それはまず、彼女自身のいう「自然な自明性の喪失」についてであり、母親も他の人も理解できないということであり、根本から「劣っている」ということであった。彼女は、自分の状態をできるかぎり正確につかみとり、自分自身に対しても医者に対してもわかるような言葉にして表現しようとして懸命に努力しているようだった。

彼女はいつも自分の疑問に対する答えをほしがっていた。それは、大人になるとはどういうことか、自分のどこが悪いのか、日常生活のちょっとしたなんでもないことやごくありふれた言葉の意味などが、どうしたらわかるのかといった疑問だった。そんなとき、彼女の質問はいつも抽象的で一般的だった。それを彼女自身の具体的な生活状況と結びつけて考えようとするのを、彼女はいやがった。彼女の話しかたは、一生懸命に言葉を探そうとし、同じことを繰り返したり途切れたりで、まるで支離滅裂に近いものとなることが多かった。一定のテーマでまとまった文章を作ることは不可能だった。ときどき話の筋道が失われた。自分では、考えがとぎれる、急になんにもわからなくなる、といっていたが、真の意味の思考奪取は確認できなかった。新語症もときとしてみられた。苦労して標準語でしゃべろうとする傾向と、やや気取ったしゃべり方とが目についた。

明白な病的体験は最初のうち確認できなかった。ずっと後になって、日中でも頭の中に

「夢」や「空想」が押し寄せて来る、という体験が語られた。しかし、それがだれか他の人から押しつけられたものだとか、催眠術にかけられた感じだとかいうことではなかった。ただ、このことが話題になると、いつもは見られない表情の不自然な歪みや心の動揺が認められ、この体験が恐ろしいものであることがうかがわれた。恐ろしいのはこの体験の内容ではなく、それが生じてくる形式であるらしかった。推察しうる限りにおいて、その「空想」というのは、彼女が他の人びとの態度や反応の仕方を心の中で模倣するように強制されている、といったようなものらしかった。

知能テストでは、計算や一般知識はよくできるのに、表情理解、象徴理解、常識問題、格言、寓話などの理解においてひどく成績が悪かった。しかし病的な解釈は出現しなかった。知能指数（ハンブルク・ヴェクスラー・テストによる）は、言語性一〇七、動作性九八、総指数一〇三で、平均的な知能程度を示した。しかし、テスト状況への不十分な関与や、情動的なとらわれ、行動の緩慢化などによって、この成績は彼女の実際の能力よりかなり低く出ているという印象をうける。絵の完成テストの成績が他の問題にくらべて特に悪いのが目立った。

ロールシャッハ・テストでは、解釈能力の低下が認められた。彼女は「これは何々です」とはいわずに「これは何々かもしれません」といういい方をするのだったが、図版を見せられてもたくさんの反応を語ったあとぼんやりとしてしまって、それで済んだのかとたずねられて、急に夢からさめたようにびっくりするのだった。そして、深い溜息をついて急に図版を投げ出し、そこで自分の見たものを心からはらいのけることができない様子だった。反応数は一一五で異常に多かったが、そこにははっきりした保続傾向が認められた。ロールシャッハ・テストからの診断は不可能だった。

要約すると、臨床観察も問診もテストもすべて一致して、患者が自らの力では対処しえない状況にさらされていることを示している。彼女は遭遇するすべてのものから強い衝撃をうけ、あらゆる不意の出来事が彼女の人格構造の統合に動揺を与えるのをいかんとも防ぎがたいようだった。その際ごく日常的なものほど、彼女にとっては動揺の原因となるらしかった。

面接記録とその後の経過

以下にあげるのは、アンネが入院中に語った言葉の一部を忠実に記録したものである。ただしここでは、特徴的な表現だけをとり出してまとめてある。彼女の言葉はときとしてたいへん哲学的に聞こえるけれど、彼女には哲学の教養はまったくなく、自分自身必死に言葉を探してこのような表現に達したのである。これらの言葉は、たいていはまとまりなく、とぎれとぎれに語られた。彼女の話し方の特徴は、語られた言葉よりも言外に多くのことを感じさせる点にあった。だから読者も、抽象的な言葉のほかに、行間に多くのことを読みとらねばならない。

「私に欠けているのはなにでしょうか。ほんのちょっとしたこと、ほんとに妙なこと、大切なこと、それがなければ生きていけないようなこと……。家でお母さんとは人間的にやっていけません。それだけの力がないのです。そこにあるだけで、ただ家にいるというだけで、ほんとにそこにいあわせているのではないのです。私には指導的関係というようなものが――うまくいえませんけど――たとえば家族とか一人の女性とかとの指導的関係が必要なんです。人工的ではない、ちゃんと指導してくれる結びつきが要るんです。私にはごく簡単な日常的なことがらについてもまだ支えが必要なのです。私はまだほんの子供で、自分ではなにもできません。私に欠けているのは、きっと自然な自明さということなのでしょう」

「それはどういう意味？」「だれでも、どうふるまうかを知っているはずです。だれもが道筋を、考え方を持っています。動作とか人間らしさとか対人関係とか、そこにはすべてきまりがあります。私にはそのきまりがまだはっきりわからないのです。基本が欠けているのです。それではやっていけないのです。ものごとはひとつひとつ積み重ねていくものなのですから」

「私に欠けているのは、きっと、私がほかの人たちとのつきあいの中ででも――ごくあたりまえに――知っていること、それが私にはできないんです。だから私にはわからないことがたくさんあるのです。ちっともわからない——どういったらいいのでしょう。ほかの人たちがこんな動作をする、そしてだれもがそんなふうにおとなになってきたのです。それにしたがって考えたり、動作をととのえたり、それにしたがってふるまったりすること……。子供をひとりでほっておくことはできないのです。そこには感情が、ひとりの人をもうひとりの人と結びつける感情が必要なのだと思います。人間が人間らしくなるためにはどうしても必要な感情が……。それからいろいろな考えかたも——とても簡単なこと、一番簡単なことが大切なんです。人間って、だれでもなにかなのです。人間ってだれでも、自分がどう見えるか、育った家庭がどうだったとかこうだったとか、そんなことをうつし出しているのです。そういうことによってみんなが筋道の上を動いているんです。私は、そういったものを全部、持ちそこなったんです。私にはそういうことがいえないのです。だからその点がむずかしいのです。それはただもう、生きるということ、ちゃんとした生命感情のようなもののこと、外にとりのこされて、社会からはなれて、のけものにされて……」

「のけもの？」「私はほんとにのけものにされたんです。自己主張ができませんでしたから、だから自殺なんてことになった……このこと、お母さんにはすっかり話しました。自己主張ができなかったから、こうなったのです。——お母さんがきびしくて、そして私を大事にしてくれたから。私はそれでたくさんのことを落っことしてしまいました、善とか悪とかも。わからない……」「なにが善だとか悪だとかいうことがわからない？」「いいえ、そうじゃありません。たくさんのことを落っことしてしまった。それだけではありません。なにかが抜けているんです。でも、それが何かということをいえないんです。何が足りないのか、それの名前がわかりません。いえないんだけど、感じるんです。わからない、どういったらいいのか——悲しい、卑屈な気持……。一度だってちゃんとしてついていけたことがないのです。わからないけど、いつも同じことです。どういえばよいのでしょう……簡単なことなんです……わからないけど、わかるとかいうことではないんです、実際そうなんですから……どんな子供でもわかることなんです。ふつうならあたりまえのこととして身につけていること、それを私はいうことができません。ただ感じるんです……わからないけど……感じのようなもの……わかりません。家庭がなければ、そして指導が……両親の指導がなければだめなんです。親がちゃんとやってみせて、いろんなことにぶつかって、自分で正しい道を見つけて、理解できるようになって……私はそれをしませんでした。なにもかもいいかげんだったのです。理解するということも。いまになってやっとそれに気づいたんです。

どんなにむずかしいことか、わかってください。こうやって入院して、毎日毎日——この部屋でどんなことが起こっているか——他の人が、つまり人間がやっていることを、私はただとり入れているよりほかないんです。まるで子供のようにもみくちゃにされて——これは正常な状態じゃありません。心の病気なんです——でなければいったい何なのでしょう。なにもかもがめずらしい、私にはまるでめずらしいのです。会社でもそうでした。人が自分をどうみせているか、どうやってちゃんと生きているのかということが、めずらしかったのです。それは知識じゃありません。それはわかったり理解したりできるものではないのです。たぶん、両親だけが――そう、たぶん両親なんでしょう――両親とまず結びつきがないと――一人の人間との結びつきがあって、それではじめて理解できることがあるのです。でもそれは、両親以上のものになるってことではありません。人が生きていくためにこれだけは必要な、簡単なことなんですけれど……」

「以前はどうだった?」「ええ、以前は、私は子供でした。そのころはちゃんとできたのです。そのころはちゃんと教わって、ちゃんと子供として扱われましたし。だからどうってことなかったんです。でも今は……」「今でも、なにも起こらなかったら、どうもないのです。なにか起きたら、私のもっている少ししかない理解が失われて、私は罪をおかしてしまう……」

「私がいま――私たちがなにか仕事をいっしょにすることになったとき、私はそれが長続きしない、うまくゆかないのです。たとえば床掃除なんか――むずかしいのは、私にはむずかしいと思われるのは、どういったらいいのか――私にはそれがあたりまえのこととしてはできないのです。どこかおかしいのです。無理をしてしなくてはならないのです。それで私の心がだめになってしまう、そんなにつらいことなのです。だからふき掃除なんかもうしません。どんな仕事でもそうです。たとえば朝の回診のときとか、刺繍をするときとか――ただ仕事をしているというだけ、そのことだけで、私はそこにいあわせていないのです。からだの力がなかったらもうだめ、そしたらもうできなくなるのです」

［刺繍の針をさすことが?」「ええ、そんなこと、ちょっとした表面的なわかりきったことでしょう、それはできます。でもそのほかのこと、そのほかのことではもう——どういったらいいんでしょう、子供にもちゃんと必要なこと、人間ならばちゃんと必要なこと、それがないのです……」

「ここから出して下さい。なにもかもおとなっぽすぎます。作業療法とか——自主的に働くということができないのです。とても苦しいことなんです」彼女はお母さんと一日中いっしょにいて、夜もいっしょに寝られたら一番いいのにという。ただもう両親がほしい、自分だけのものだったら本当の親でなくってもいいという。「でも私に生活能力があって、こんなふうにだらだらしていないということのほうが、ずっと大切なことですね」

精神療法についてはここでは述べない。彼女の精神療法は時間的にも労力的にもたいへんに手間がかかった。しかもその手間は、理屈ではない真の触れあいが生じる以前の対話そのものだけのためについやされてしまうのだった。何ヵ月もの間、彼女は依然として自殺の危険が大きかった。インシュリンも精神病治療薬も効かなかった。電気ショックで、はじめて何週間かのあいだ自殺の危険が遠のいたが、そのかわりに典型的な悪性の分裂病に特有の子供じみた態度が現われた。この態度はその後も再三出現してきた。

その後も大した変化はなかったが、思考障害と自殺の危険はだんだん減少した。彼女はまだ、わかりきった問題にひっかかる、なぜこうしなくてはならなくて、別のことをしてはいけないのかということがわからない、という。お母さんに説明してもらっても、今となっては役に立たない、かりにそれを彼女が子供だったころに説明してくれたとすればこういっただろうというような、正確にそんな言葉と話し方でいってくれるのなら別だけど、という。「私にはどうすればいいのかわかっているのです。でもそれではだめなのです。昔のことを思い出したら安心できます」簡単な言葉の理解についても同様だった。「まるで自分ではわかっていないのに、そのことについて話しつづけなくてはならないみたい。だれかとつきあうためには、ある種のことを知っていて、ちゃんとわかっていなくてはいけないのです。でないと笑いものにされるし、自分でぴったりしないのです。全部のことを知る必要はない、基本的なことだけわかればそれでいいのです」

アンネはいろいろな質問をならべたてて母親を苦しめる。たとえば、この服地はどんな服にいいか、どんなときにどんな服を着ればいいか、それはどうしてか、といった質問だった。一度聞くだけでは気がすまず、同じことを何回も説明させるのだった。状態がかなりよくなって一人で外出が許されたとき、彼女はショーウィンドーを見て回って、この服地は自分の気に入るがあれは気に入らないとか、この服はこんなときに似合うけれどもこんなときには似合わないとかをきめるのに、どのぐらい時間がかかるかをためしてみた。それが以前のように「てんでだめ」ではなくて「ちゃんとすぐにわかった」と思った彼女は、「気も心も軽く」なって、「きちんとした」気持になれた。「ところがそれが帰り道に、なにもかも急にどこかへ行ってしまいました。もうそれを確かめることができなくなりました」その結果、再び絶望がおとずれた。「どうなっているのか判らなくなってしまいました。勝手が違うのです。これまでどおりのことなのかもしれませんけれど、私には判りません。ほかの人の前だとぎごちなくなってしまうのです。いつも何か大切なことを忘れているような感じ。考えがまとまらなくて……それで落ち着かないのです。私にはなにかがやっぱり不足しているって感じ。前のように疑問に答えられないっていうんじゃなくて、立場がないみたいな落ち着かない気持です。自分で自分が頼れない、ものごとに対するちゃんとした立場がもてないのです。籠を編む作業はできても――それはたったの一面だけですから――、ほかの人のように心からそこにいあわせて仕事にはいりこむこと――つまり心に落ち着きをもって、自分というものをしっかり保つというもう一方の面が私にはないのです。いつも、大切なことを忘れているみたいです。なにもかもが中途半端で。私にはいろんなことがむずかしすぎるのです」「いろんなものに曝《さら》されているってこと?」「ええ、ほかの人よりずっと。だからものごとがきちんとしない。自分をいろんなことにあわせることができないんです」「人間は自分の限界を知ってそれで満足し、心の安らぎをみつけなくてはなりません」「あなたは自分の限界がわからない?」「ええ、だから何をしても、いつもぎごちなく、ただやっているというだけ。――陶器作りは楽しいのですけれど、ほかのことのほうがもっと大切です。自分の判断に基いて安心するということのほうが。限界がわかるっていうことは、おとなになるってことでしょう。私はいつもほかの人と同じようにものを見ているのに、自分を主張することができない……自分の判断に頼ることができないのです。自分の判断にちっとも満足できません。世の中についての自分の考え、生きるとはどういうことかという自分の考えなど、それが私には不十分なのです。だから、だまって動くのをやめてしまうよりほかないのです。なにもかも私の手からすべり落ちてしまって、とてもおかしいのです」

かなり良い状態がしばらく続いて、入院していてもそれ以上の進歩が期待できなくなったので、患者は一年あまりの入院の後、クリスマスに退院を許された。その後数ヵ月間は昼間だけ作業療法に通ったのち、外来治療を続けながらパートタイムの家政婦をはじめた。仕事はあい変らずおそく、しかも考えられないような失敗を何べんもしでかした。彼女の状態はたしかに少しずつ良くなっていたとはいうものの、まだかなりの起伏を示した。

「いろんなことが、またときどきとても辛く感じられるようになりました。疑問が多すぎて……きちんとしたけじめが感じられるようになりたい……それを健康な人のように心で感じとって、すっきりしたいのです。それがたいせつなことなのに……。ほかの人のことをどう判断したらよいか、ものごとをどうやって確かめて、どうやって片付けたらよいのかがわからないと、頭の中が混乱してしまいます。私はそんなぐあいで、いろんなことがちゃんとできないのです」(彼女は外面的にも事実そうなっていた。母親の話だと病気になるまでは難なくやってのけていた家事の仕事もできなくなったり、間違えたりのろくなったりしていた。料理の味つけが極端にあやふやになったばかりか、よく塩や砂糖を入れすぎたりして食べられなくしてしまうこともあった)

「いまはもう、いろんなことが痛く感じられるだけになってしまいました。はじめのうちは、痛い感じが始ったころは、いつも疑問をもっていました。年をとるとはどういうことか、とかなんとか。そういった言葉の意味を考えずにはいられなかったのです。それはつらいことでした。言葉のちゃんとした意味の感覚がなくなってしまったのです。いろんなことの感じがないのです。たとえば病気とか苦痛とか日常生活とか」(それはけっして彼女を苦しい気持にさせるような言葉のことだけではなかった。「どんな言葉でも、それが出てくるとみんなそう」なのだった)「そういった言葉の意味がわかるまでのあいだ、まずはじめに痛い感じがするのです」

「まだ強く心が押えられていたときには、こんな痛さはありませんでした」「ちゃんとした肉体の痛み？　それとも心の痛み？」患者は非常に迷ってためらいながら、「たぶん心の痛みの方でしょうね」という。どちらなのかを決めるのが明らかに困難な様子である。「この痛みがあるかぎり、本当に晴れ晴れした気持になってほかの人とつきあうことができないのです。——たとえば会社で、私は自分のことをとても変だと思いました。人の話を聞くっていうことが重荷です。言葉は聞こえます。ただ、ほかの人の話に心からはいっていくことができないのです」

自分のことを考えすぎるんじゃないかという問いに対して、「違います、私がいっているのは、だれにでも必要なもののことなのです。それがないと全然生きていけないような——そして他人との関係も持てないようなもののことです。だれかを愛したり好きになったりならばできるかもしれません。でも、それだけではすまないのです」

そのしばらく後に、「気分はほとんどよくなりました。でもまだ本当じゃありません、なにもかもまだとても変なのです。ものごとがそのとおりに見られたら——そしたら心が安定するんですけど。どうしてもだめです。私が見たり、考えたり、聞いたりするものがいったい何なのかということがよくわからないのです。ほんとによくわからないのです」「ひょっとするとほかの人にもわかっていないのでしょう、ただほかの人はそんなこと疑問に思わない」「ええ、(いきいきとして)だから私は、いつもたくさんの疑問が、こんなにたくさんの疑問があるから、理解できないという気持なんです」「ひょっとするとそういう気持を持っているると思いこんでいるだけじゃないの?」「ええ、たぶんそうかもしれません。でも疑問があることには違いはないんです。なにもかも答がでないままで、疑問が私を苦しめぬくのです。私はなにひとつとして、単純に、あるがままの姿で受けとれません。……ほかの人はちゃんとした疑問をもち、自然な問題をもっているのでしょう。だから私みたいに一身上の悩みがでてこないのでしょう。だから平然として、自然にやっていけるのでしょう」「そんなに根掘り葉掘り考えることはやめてしまえないの?」「あれこれ考えるのをやめるなんてこと、不可能です。先生のおっしゃる、いつも自分を判断してるってこと、それは自動的にそうなるのです。感情がないから、そのうめあわせをしなければなりません」(弱々しく笑う)彼女が「うめあわせ」というのは、彼女に不足しているものを意識的に考えることで補おうとすることである。——「私はほかの人からみると元気がないでしょう。でもそれにもう一つ別の故障があって、そのためにふつうの元気のなさがいっそうひどくなっているのです……でなければこんなにだめにはなりません。ほかの人はそれがないので、どうもないようにみえるのです。それのために私は、ちゃんとできないのです。だから理屈にたよるよりほかないのです」

別の日に、「今日はふつうの感じがあります。ここへ来たとき、浮きうきしたみたいな、嬉しい気持でした。でもまだときどき感じのなくなることもあります。自分のことをあまり気にしないようにつとめているんです。でもまだ興味はでてきません。家の中とかなんかでたいせつなことはなにかということが、またわかってきました。でも、ほかの人たちのことやいろいろのものごとをどうやればこなしていけるのか、よくわかりません」

その後の経過については二、三のことを述べておくだけにとどめよう。外面的にみても、患者自身の苦痛の点でも、だんだんに良くなっていた。格別の症状の変化は起きなかった。

が、その間には何回も悪化があった。薬物療法も電気もインシュリンも持続的な効果はなかった。精神指導的な努力はいくらかの影響を与えたけれども、無意識をあばくような精神療法に対しては、患者は激しい抵抗を示して、急速に自殺念慮が高まり、治療を中止せざるをえなくなった。家族療法は残念なことにおこなえなかった。退院後二年間かなり良かった後に、著明な悪化が訪れた。主治医の交替をきっかけにして、自殺念慮が再び顕著になり、最初の自殺未遂のときとまったく同様に新しい勤め先への就職の直前に、彼女は家人の眼を盗んで自らの生命に終止符を打った。

以上、このような長文の症例記載を引用した理由は、私たちが「常識の病態」としてとらえようとしている精神分裂病の基本構造の、すくなくとも一つの本質的な側面が、ここにたぐい稀な純度でもって表現されているという点にある。実際、長年のあいだ多数の分裂病者とつきあっていても、これだけの表現に接する機会はめったにない。しかもそれは、私たち精神科医がえてして陥りがちな誘惑である症状論的に珍しい症例という意味とは違う。むしろこの症例は、これまでの精神医学においてはほとんど見向きもされなかった、症状論的には貧困な破瓜《はか》型ないし単純型の精神分裂病以外のなにものでもない。この症例の貴重さは、ほかならぬこの症状の乏しさを含むこの種の分裂病像の特徴的構造が見事に示されている点にある。

読者はおそらく、常人も遠く及ばない徹底した自己観察と、それなりに筋道の通ったこれらの表現を見て、このアンネという女性が「狂人」であるということに奇異の念を抱くかもしれない。そして、ほかでもないこの症例によって代表されているような破瓜型ないし単純型の分裂病こそが、あらゆる「狂気」の中でも最も一貫した破壊力を患者の人格に対して及ぼすものであるということを、容易に信じようとはしないかもしれない。しかし、私たちの周囲にいる多くの「狂人」たちが、まるで話の通じない、何を考えているかわからない、不気味な存在として正常人の眼にうつるのは、実はこのいわゆる正常人の側で、彼らの内心の声を聞こうとしないから、あるいはそれだけでなく、彼らを正常の社会から排除して、彼らに発言の場を与えないから、つまりは正常人が自分たちの「正常性」のみを唯一の「合法的」なありかたと思いこんでいて、彼らと同じ立場に自分を置いてみようとしないからだといわねばならぬ。彼ら狂人の側に身を置いて彼らに十分な発言の機会を与えてやりさえするならば、あるいは表現能力に乏しい患者の場合には、私たち正常人の言葉によってではなく、彼ら狂人の言葉によって彼らの表現を補ってやるような仕方で、彼らの話に耳を傾けるならば、すべての分裂病者はアンネと同じ意味のことを語るはずなのである（この種の症例報告で大切なことは、患者の言葉に忠実に、ということである。しかしこのことがまた、翻訳の泣きどころでもある。右のアンネの症例については、彼女のドイツ語の発言そのままの「忠実な」訳は避けて、もしアンネが日本人であったならばこうでも言ったであろうかという言葉で置きかえてみた）。

さて、アンネは終戦直前から戦後の混乱した時代に、一家の長としても母親の夫としても彼女の父親としても無資格者である父親と、知的であるが感情的共感に欠ける母親との子として生育した。幼時から頭は良いが無趣味で内向的な性格で、他人があたりまえのこととして自然にやってのけている日常のいとなみが、いちいち彼女には不思議でならなかったようである。ことに彼女にとって不得手だったのは、男性との交際だったらしい。

彼女の精神分裂病の「発病」の時点がいつであるかを詮索することは、不可能でもあり無意味でもある。すべて真の精神分裂病がそうであるように、彼女の場合にも、その生涯そのものがきわめて早期から――ほかならぬこの父親とこの母親との子供として生まれ落ちたという事実をも含めて――すでに分裂病的に始まり、分裂病的に展開されていった。自覚的あるいは他覚的な「症状」がいつ出現したか、どの現象がすでに「症状」とみなしうるかというようなことは、むしろまったく副次的な問題である。

あれこれと言葉を模索しながら彼女が訴えようとしていた彼女の「障害」あるいは「欠点」は、一言でいえば、彼女には世間一般の人びとにとってはまったく自明の理である常識がわからないということだろう。「だれでも、どうふるまうかを知っているはずです。そこにはすべてきまりがあります。私にはそのきまりがまだはっきりわからないのです。基本が欠けているのです」「私に欠けているのはほんのちょっとしたこと、大切なこと、それがなければ生きていけないようなこと……」「なにかが抜けているんです。でもそれが何かということを言えないんです。どんな子供にでもわかることなんです。ふつうならあたりまえのこととして身につけていること、それを私はいうことができません。ただ感じるんです……」

　これと本質的に同一の「障害」を、私自身の患者は、たとえば次のように表現している。「どこがおかしいかわからないが、どこかおかしくなる。自分の立場がない感じ。自分で自分を支配していない感じ。なにかにつけて判断しにくい。周囲の人たちがふつうに自然にやっていることの意味がわからない。皆も自分と同じ人間なんだということが実感としてわからない。なにもかも、すこし違っているみたいな感じ」そして患者は、絶えず「どうしたらいいでしょう」という質問で私に助言を求め続けているのである。

　私はさきに、常識とは知識ではなく感覚の一種であり、それもいわば実践的な勘のようなものだと述べた。実践的な勘は、私たちの意識生活においてはつねに背景的にしかはたらかぬものであり、「ちょっとした勘をはたらかせれば」というようないいまわしからも判るように、意識面での比重から見ればごく些細なことである。ところがこの些細なことがひとたび見失われると、私たちのあらゆる行動が、それだけではなく私たちのあらゆる感覚が、支えを失いけじめを失って実践的現実に適応しなくなる。私の患者が「すこし違っている」といい、アンネが「ちょっとしたこと、それがなければ生きていけないこと」といったのは、まさにこのような意味での常識にほかならない。

ところで、分裂病者はこのように「自覚的」に常識の欠落について悩むだけではない。多くの分裂病者は、実際にまた「他覚的」にも常識から逸脱している。娘に棺桶を贈ったビンスヴァンガーの患者はその露骨な例であるけれども、それほどではなくても患者の行動はしばしば「常軌を逸して」いるし、患者の思考や判断も、しばしば常識的には考えられない論理構造を示す。次にこの点について、すこし考えてみたい。

6　妄想における常識の解体

他覚的症状としての常識欠落

これまでのところで、主として患者の「自覚症状」としてあらわれて来たかぎりでの、分裂病〔現在の呼称では「統合失調症」〕者における「常識の欠落」を見て来た。しかし、このような形での「自覚症状」に悩み、これを言葉に移して訴えてくる患者は、数としてはそんなに多いものではない。診察にあたってこの点に注意を向けてたずねれば、かなりの数の患者が少なくとも発病の初期にこの種の体験を抱いているものであることが知られるのであるけれども、これが私たちの症例の場合のようにほとんど唯一の表面的症状となっている患者は比較的まれなのである。

その他の、ごくありふれた精神分裂病の患者においては、この「常識の欠落」はむしろ患者自身によって経験されるよりも、周囲の人物に奇異の感を抱かせるような「他覚的症状」としてあらわれてくる。小さい時から親に口答え一つしない、すなおで「よい子」だった人が、ある時を境にして次第に反抗的となり、ささいなことで親に乱暴したり、家の中のものを破壊したり、突然家出をして遠方へ出かけたりする。これまでなんでも打ち明けてくれていたのに、急にだれとも口をききたがらなくなり、ひとりで部屋の中に閉じこもって相手もいないのにひとりごとのようにつぶやきはじめ、時には唐突に笑い出したりする。態度が粗暴になり、生活が乱れ、学校の成績が急に低下する。家族が心配して医者にみせようとしても、本人はどこにも異常はないといいはって、どうしても医者のところへ行こうとしない。——だいたいの分裂病者は、このような経過をたどって、結局はある日精神科医のもとへ連れて来られることになる。家庭により、患者の性格により、こまかな点ではそれぞれに違いはあっても、おおまかな点において大多数の分裂病者の「発病」の様相は、意外なほど似通っている。

このような「行動の異常」は、すでに十分「常識の欠落」というに値する。ふつうに言われている「常識」が、世間的・日常的な対人関係の秩序を尊重し、これを維持して行く機能を営んでいるものである以上、そして子供が成長して社会人となっていく過程が、ほかならぬこういった意味での「常識」を身につけるという意味を帯びたことがらである以上、子供から大人への過渡期に多かれ少なかれ唐突に始まるこのような対人関係の「ルール違反」は、「常識」の形成過程に生じた重大な異変と解してさしつかえない。

ここで注目しておいてよいことは、精神分裂病者における行動の異常が、もっぱら対人関係の相を帯びた領域にのみ出現するということである。たとえばある種の脳疾患において出現する「健忘症候群」においては、患者は住みなれた自分の家の中の地理がわからなくなって、便所へも行けず、自室へも帰れなくなることがある。また別の脳疾患では、「着衣失行」という症状があって、どうしても洋服や着物をちゃんと着ることができず、裏返えしに着たりそでを一本通し忘れたまま平気でいたりする。またいわゆる「空間失認」の患者は、たとえば自分の左側にある空間的な拡がりをまったく無視し、あたかも全空間が自分の右側だけにしか存在しないかのような行動を示す。ふつうの精神病においても、躁《そう》病における行動の過剰や鬱《うつ》病における行動の停止など、特に対人関係にかかわりのない場面でも同じように出現しうる症状である。

これらに対して、分裂病性の異常が異常としてめだってくるのは、ほとんどの場合、対人的状況においてである。かりに患者が一人で自室に閉じこもってひとりごとをつぶやいているというような場合でも、患者は彼自身の体験の世界においてはけっして一人きりでいるのではない。むしろ、周囲の人から見て患者一人しかいないような場所にすら対人関係が出現しているということが、分裂病者をして分裂病者たらしめているのだ、ということもできる。分裂病者の中には、一見「空間失認」の患者とどこか通じるところのあるような、偏った空間性を体験する人もいる。たとえばある患者は、自分の右側の空間は親しい保護的な世界の意味を持ち、左側の空間は敵意と不信に満ちているという体験を持ち、そのために常に頭を右側へ曲げた姿勢をとり続けている。しかし、この患者のいう「空間」は、ふつうに抽象概念として考えられた空間でも、脳疾患の患者にとって問題になるような行動の座標軸としての空間でもない。それはむしろ、敵と味方、親しい者と無気味な者、といったきわめて対人状況的な意味あいを帯びた「生活空間」なのである。

住み慣れた空間の内部における位置や方角の弁別、洋服や着物の着かた、空間の左右対称性の知識なども、人によっては「常識」だというかもしれない。しかし、私たちの考察にとっては、これは「常識」とは違った種類の基本的知識である。私はさきに、「常識」とは「世間的日常性の公理についての実践的感覚」のようなものだと述べておいた。「世間的日常性」とは、対人関係の場における日常性ということにほかならない。仮想的にではあれ、自己と他人という関係項を含まない状況においては、この意味での「常識」はかならずしも必要となってこない。かなり重大な行動異常を示す分裂病者が、状況しだいによっては通常の人と何の変わりもなく、むしろかえって有能であるように見えることがあるのも、そのためである。

しかし、「他覚的症状」としての「常識の欠落」が、もっとも痛々しく、徹底した破壊力を及ぼすのは、やはり患者の内面的生活においてである。それはふつう、妄想とか分裂病性思考障害とか呼ばれている現象においてもっとも顕著にあらわれている。分裂病者の内面性に触れ、その内部をかいまみるとき、私たちがふつうに揺ぎない確実性をそこに見てとっている日常的合理性の枠組が、いかにもろいものであり信頼のおけないものであるかがわかって、愕然とすることが多い。私自身の患者の中からその一例を紹介しよう。

症例

患者は二一歳の女子大生である。四国のいなかの出身で、三年前某大都市の女子大学に入学している。父親はずっと小学校の教員をしていて、最後は校長をつとめたが、定年退職後は幼稚園の園長をするかたわら保護司の仕事をしている。まったくゆうずうのきかぬ頑固もので、くだけた話などはしたことがなく、いわゆる家族団欒《だんらん》の場には縁の遠い人物だという。母親はやさしい女性的な人だったというが、患者が発病する二年前に病死している。患者には兄と姉とがひとりずつあって、父親の話では幼時より別にかたよったところのないふつうの子供だったという。もっとも、この父親が娘の日常生活、ことにその内面的な悩みなどについて微妙な異変を察しうるというようなことは、およそ期待できそうもないことだった。音楽が好きで、ピアノが得意であった。母親の死ぬ前の年に女子大に入学して寮生活を送ることになったが、慣れない共同生活でまるで勝手がわからず、ことに寮内の対人関係の複雑さに当惑していたらしい。同級生の話ではその当時から、自分はまだ子供だ、同級生がみなとてもおとなっぽく思える。みんなにできることがどうして自分にできないのかわからない、というようなことを感じていたらしい。また、すでにそのころからある種の被害感や関係妄想ともとれることを洩らしていたことがあったという。

二年生の秋に市内の大学交歓合唱祭があり、患者も女子大の合唱団員としてこれに参加したが、某大学のステージのときにピアノで最初の音をとっていたOという学生を見て以来、明けても暮れても彼のことが心から離れなくなってしまった。三学期にはいって、患者はOの所属している大学の混声合唱団にはいるため、自分の女子大の合唱団を退団したが、そのとき、ふだんの彼女からは考えられないような激しい口調で合唱団を批判して、友人たちを驚かせたという。患者はこうしてOのいる大学の合唱団に入団したけれども、Oのほうは当時四年生で、卒業を控えて忙しいために合唱の練習にはほとんど出席せず、彼女が期待していた交際は結局成立しなかった。そのころ彼女は練習中にも指揮者のほうを見ずに、窓に映る自分の姿ばかりをぼんやりと見つめていたという。

三年生の夏休みに四国へ帰省したときには、家族はまだまったく異常に気付いていない。夏休みが終わって下宿に帰ってから（患者は当時、寮生活に耐えられず下宿していた）、彼女の異常が急激に表面化した。不眠が続き、食欲もまったくなく、「私はOさんと肉体関係がある」とか「家庭の道徳とOさんとの結婚とのあいだに矛盾葛藤が起こった」とか口走っていたが、ある日、下宿の近所の電気器具店の店員をOだと思いこんで馴れなれしく話しかけたり、いろんなことを頼んだりしたことが契機となって精神病院に入院させられることになった。

入院時、患者は激しく反抗し、自分はまったく正常なのだから即刻退院させてくれるようにと言いはったが、しばらくするとこんどはまったく途方にくれた表情でしきりに溜息をつき、ときどき両手で耳を必死になって押さえた。凍りついたような冷く硬い表情で、鋭い警戒的な眼つきが深い不信感をあらわしていた。会話はとぎれとぎれで、内容的にもまとまりがなく、明らかにふつう「分裂病性思考障害」といわれる支離滅裂な思考様式を示していた。以下は患者との対話の一部である。

「なぜ耳を押さえるの」「……（長い沈黙）……先生と話してる途中に……ほかの声がはいって来て、自分を見失いそう……ヘンコウ……予言……」――かなり長い沈黙。この間、患者は一点を凝視して放心状態――「どうしたの」「（われにかえった様子で）なんだか頭の中がこんがらがって……」「だれかがなにか言ってくるの」「ひとに左右されてしまうんです。自分が自分でないみたい。自分を見失いそう。もうだめだと思ってしまう」「だれに左右されるの」「Oさんが私に心理的に影響して、私を心理的に左右するんです。食事をとらせないとか、しゃべってはいけないとか……Oさんって二人いるんです。一人であって二人ということなんです。いい人だと思っているんだけど……表と裏なんです……一つが二つで二つが一つ……私がOさんになってOさんが私になって、私って、私でないんでしょう……どうして違ってくるのか、変更っていうこと……」「自分の独自性ということが問題なの」「そうなんです、ゴーイング・マイ・ウェイということ……」「近所の人をOさんと間違えたの」「いいえ、ほんとにOさんがナショナルの店員にばけていたんです。でも、そういうことはいろいろとあることなんでしょう」「彼とはどの程度のつきあいをしたの」「……これまでに三回、肉体関係をもちました」「ほんとうは交際していなかったのではないの」「彼の肉体は関係してないかもしれないけれど、私の肉体は関係したんです。積極的だったのは私のほうだから、責任は私にあるんです」「彼はいまどこにいるの」「この病院の男子病棟にいます」「どうしてそれがわかる」「顔も似ているし……行動からピンとわかります」「どんな行動から」「ひとつひとつの仕草で、会うたびに、いつも私に合図してくれるから。テレパシーっていうんですか。彼の心はみなわかってしまうんです。運動タイムの利用なんです。タイミングが合うというのか、私の心にあらわれるのです」……「テレビにあなたのことがうつるようなことはない？」「ああ、それはしょっちゅうあります」「そのほかに不思議なことは」「まわりの人の声が二重になって聞えるみたいです。一度聞いた言葉が繰り返されるみたい。なにもかも二重になって、世界が二重になって、表の世界と裏の世界と……私自身も二重になって、二人いるみたい」

その後、薬物療法などによってこのような急性症状はまもなく消褪《しょうたい》し、ことにOに関する人物誤認や人物重複体験はまったく消失した。女子大にもどってとにかく卒業できるだけの単位をとりたいという患者の希望で、彼女は通学に便利な別の病院に転院し、それ以来私の観察から離れている。しかし、その後数回、私がその病院に行って彼女と話したところでは、彼女はもはやなんらの明確な病的体験をも有していないかわり、全体として空虚で不活発になり、他の患者たちともいっさい交わろうとせず、まったく自閉的な生活を送っているようである。

世界の二重構造

この患者も、これまでに紹介した患者たちとまったく同様に、幼児期に十分な自主性と自然な自己性とを身につけることができないまま成人し、地方の閉鎖的な家庭環境から急激に大都会での寮生活にとびこんだことによって自己の自明性を失ったものと考えることができる。かなり以前の症例であるために生活史の聴取が不十分であって、患者の生育歴の細部については不明であるが、父親が教育者であること、しかも戦前の教育者にはえてしてありがちの、ごく自然な人間性や人情味を殺して杓子定規に作りあげられた形式的モラルを金科玉条とする典型的な教師タイプの人間であることは、彼女の生いたちとけっして無関係ではないだろう。ちなみに、私の印象では子供を分裂病者に育て上げてしまう親のうち、小・中学校の教師、それも教頭とか校長とかいった高い地位にまで昇進するような、教師として有能視されている人の数がめだって多いようである。ヨーロッパでは一般に、牧師の子供に問題が起きやすいということがいわれているようであるけれども、形式的なモラルを自分自身で遵守するだけでなく、それを身近かな人間にまで押しつけがちな職業として、牧師と教師との間には共通点があると考えてよいだろう。患者が発病してから「家庭の道徳とOさんとの結婚との間に矛盾葛藤が起こった」と口走っていることからも、父親から押しつけられていた家庭的モラルが、結局のところ彼女の自己発展をいかに阻害していたかを物語っている。

寮生活の開始とともにすでに精神的な安定を失いかけていた彼女が（この時期に彼女が以前にあげた患者たちとよく似た「常識の欠如」についての悩みを洩らしていることは注目しておかねばならぬ）、ふとした機会に見かけた男性への思慕から本格的な妄想症状を呈するに至る道程は、やはり分裂病発病の筋道としては典型的なものである。実際、分裂病者の大半がこのような恋愛体験をきっかけとして決定的な異常をあらわしてくる、といっても過言ではない。恋愛において自分を相手のうちに見、相手を自分のうちに見るという自他の相互滲透の体験が、分裂病者のように十分に自己を確立していない人にとっていかに大きな危機を招きうるものであるかということが、この事実によく示されている。

さて、この患者の妄想体験において主役を演じているのも、当然のことながら彼女の片想いの相手Oである。ふだんの彼女を知る同級生たちを驚かせるような、彼女としてはまったく過激な決断によってOと同じ合唱団に移ってはみたものの（この過激な行動自身がすでに患者における常識の枠組の解体がかなり進んでいたことを示すものかもしれない）、彼女は現実にはOとの個人的交際という願望を実現することはできなかった。ところが彼女の妄想の中では、Oはたえず彼女に向って語りかけ、彼女の意志を動かしつづけるだけではなく、彼女はOとの間に三回の肉体関係すら持ったという。Oの心はすべて彼女の心の中に手にとるようにキャッチされるだけでなく、「私がOさんになって、Oさんが私になって」、「一つが二つ、二つが一つ」になって、彼女とOとは完全に一体となる。私はかつて（『自覚の精神病理〈——自分ということ〉』紀伊國屋新書〈紀伊國屋書店、一九七〇年〉で）この種の恋愛妄想の構造を示す図式として、「現実の不可能を非現実の可能に変える」ということを述べておいたが、この図式はこの症例にもそのままあてはまる。彼女がときどきつぶやいていた「ヘンコウ」（変更？）という言葉は、まさにこのことを示していると考えられるかもしれない。この患者にかぎらず、多くの分裂病者は「表と裏」、「なにもかもさかさま」、「ポジとネガ」というような言いまわしを用いることが多いが、これらの表現にあらわされている「反転」も、いわば同様の事態を述べていることと考えてさしつかえないようである。

ところで、この患者の妄想の内容は、私たちのふつうの考えかた、つまり「常識的」な考えかたから見ると、まったくありえないことばかりである。医者との対話の途中でほかの人の声がはいってきて耳を押えねばならないこと、その場にいない人物が心理的に影響を与えて行動を左右すること、特定の一人の人物が二人いること、自分がその人物であり、その人物が自分だということ、彼が別の人物にばけていたということ、自分の肉体だけが関与して相手の肉体の関与しない肉体関係、まったく関係のない別の患者がその人物に違いないということ、彼の心がテレパシーですべてわかってしまうということ、世界と自分自身とが二重になって、二つ存在するということなど、これらはすべて「妄想」というにふさわしい「内容の不可能性」（ヤスパース）を示している。また、妄想は一般には「病的状態から発生する判断の誤謬」と定義されているが、この患者の述べていることが常識的な考えかたからみて「判断の誤謬」であることはいうまでもない。

しかし、このようにいってしまったのでは、患者の言葉を手がかりにして、患者の中になにがおこっているのか、患者がどのような事態の中におかれているのかを理解しようとするいっさいの努力は道をとざされてしまうことになる。私たちの当面の課題は、常識からの逸脱、常識の欠落としての精神異常の意味を問うことにあるけれども、これはけっして常識の側から異常を眺めてこれを排斥するという方向性をもったものであってはならない。私たちはむしろ、現代社会において大々的におこなわれているそのような排除や差別の根源を問う作業の一環として、常識の立場からひとまず自由になり、常識の側からではなく、むしろ「異常」そのものの側に立ってその構造を明らかにするという作業を遂行しなくてはならない。そしてこのことは、ただ、私たちが日常的に自明のこととみなしている常識に対してあらためて批判の眼を向けることによってのみ可能となるのである。

私たちの患者は、あきらかに私たち「正常者」とは別の世界に住んでいるといってよい。私たちの住んでいる世界を「表の世界」とすれば、患者の住んでいる世界はいわば「裏の世界」といえる。しかし正確にいうならば、患者はまだ完全にこの「裏の世界」にはいりこんでしまっているわけではない。患者の「妄想」は、いうなればこの二つの世界がたがいにぶつかりあって、しのぎをけずっているような局面に成立している。患者の「妄想」が私たちに共通な言葉でいいあらわされて、まだしも伝達可能であるかぎりにおいて――そしてこのような伝達可能性が残っているかぎりにおいてのみ、それは私たちにとって「妄想」として知られうるわけであるけれども――すべての「妄想」はそのような二つの世界の境界線上に生じるということができる。私たちの患者が正確に表現しているように、「妄想」においては世界はつねに二重構造をもっている。それはいわば、常識の世界と反常識の世界との二重性なのであり、分裂病者にとってはすでに不可解なものとなっている日常性の世界と、日常的常識の側からは不可解なものとして現れてくる分裂病の世界との二重性なのである。

さて私たちは、私たち自身がふだん住み慣れている常識的日常性の世界とはちがったこのもう一方の世界、分裂病性の精神異常においてはじめてその秘密があかるみに出てくるようなこの反常識の世界の構造を、いますこし明確に規定しなければならない。そのためには、さきに述べたように、私たちは私たち自身の側の常識的日常性の世界の自明性に埋没していてはならない。私たちは、そこでは常識的日常性の世界もまた可能ないくつかのありかたの単なる一つのケースにすぎなくなるような、常識と反常識とをともに包みこむような、より広い論理構造の視点に立つ必要がある。そのためにはまず、この常識的日常性の世界がいかに特殊な論理構造によって支配されているかということを、つぶさに検討しておかなくてはならない。

7　常識的日常世界の「世界公式」

常識の構造

常識的日常性の世界とは、私たちのだれもがふつう特別な反省なしにその中に住みつき、その中で生活を送り、その中でものを見たり考えたりしている世界である。この世界は私たちにとってあまりにも身近な世界、あまりにも自明な世界であり、いわば私たち自身の存在、私たち自身が「ある」ということがそれと一つのこととして同化しきってしまっている世界であって、私たちはこれを対象化して認識したり、いわんやそれの構造を問題にしたりすることには慣れていない。

したがって、私たちが常識的日常性の自明さに安住し、その論理構造を唯一の絶対的妥当性をもつものとして容認しているかぎり、常識の構造を問うという私たちの課題はおそらく永久に達成できないだろう。この課題を達成しうるためには、私たちはどうしても常識的日常性を相対化し、それの絶対的妥当性から自由になって、それをいくつかのありうべき可能性のうちの一つの特殊例にすぎないものとして把えなおさなくてはならない。この作業を進めるのにあたって、前章で見た私の患者の妄想は、常識的日常性の対極に位置する一つの世界を開くことによって、私たちにとって有効な視点を提供してくれるものと期待してよい。

個物の個別性

常識的日常性の世界の一つの原理は、それぞれのものが一つしかないということ、すなわち個物の個別性である。ひとつひとつのものはすべてそれ自身の独自の存在を有していて、それとは別のものが外見上どのようにそれに似ていようとも、その存在の個別性という点において他からは絶対的に区別されている。私がいま字を書いているこの万年筆は、他のどのような万年筆ともちがった、この世の中にただひとつしかない万年筆である。この万年筆と同一の製造工程で作られた万年筆は無数に多く存在するだろうし、それらはすべて外見上も性能の上からもよく似ていて見分けがつかないかもしれない。実際に、私の友人が同じ型の万年筆を持っていたりしたならば、うっかりして取り違えることがあるかもしれない。しかし、いま私の手に握られているこの万年筆と、友人の持っているこれと「同じ」だが別の万年筆とのあいだには、個物としての絶対的な区別があって、この万年筆とあの万年筆とが同じ一つの万年筆だというようなことにはけっしてならない。同じように、砂浜の無数の砂のひとつぶひとつぶをとってみても、それらはそれぞれに別個の砂粒なのであって、この砂粒が同時にあの砂粒でもある、というようなことはありえない。

これと同じことが、形をもったもの以外の、たとえば自分ということについてもいえる。

私の自分はこの世の中に絶対に一つきりしかなくて、私以外のこの人の自分、あの人の自分とは別の自分である。私と私以外のだれかとは、形をもった物体としての身体が別々になっているだけではなく、それの存在の場所を物理的には決定できないような「自分」ということに関しても別々になっていて、けっして同じ人物にはなりえない。一般的な抽象概念としての「自我」とか「自己」とかについてみれば、あるいはいっさいの意識内容を奪われた超越論的な「純粋自我」についてみれば、だれについても同じだといえるかもしれない。しかしそれは、万年筆である以上、大きいのでも小さいのでも、古いのでも新しいのでも、すべて万年筆に違いないというのと同じことである。私たちが自分自身をさして「自分」という場合には、そういった普遍的抽象概念を意味しているのではない。私の自分とは「私自身」のことである。常識的日常性においては、私自身は私以外のだれかの自分とは絶対的に別の自分であって、うっかりしてとり違えたり、間違って入れ替ったりするというようなことは絶対に起こりえない。

ところが、この個物の個別性の原理は、前章の症例の患者においてはまったくその効力を失っている。この患者においては「Oさんって二人いるんです。一人であって二人ということなんです。……一つが二つで二つが一つ……私がOさんになってOさんが私になって、私って私でないんでしょう……どうして違ってくるのか」ということになる。Oさんという人物も患者自身も、ここではもはやそれ自身の独自の存在をもって他とは絶対的に区別される個物とはいいえない。個物はもはや唯一無二の存在としてではなく、「一つが二つで二つが一つ」といわれるような、常識では考えられないありかたを示している。そしてこのことが「私がOさんになってOさんが私になって」という事態を可能ならしめていることは容易に考えられる。この自他の区別の不成立は、そのまま「自分が自分でないみたい、自分を見失いそう」、「私って、私でないんでしょう」という自己不成立の事態をも招くことになるが、これが、一が一として成立しないという事態と不可分のものであることについては、のちにたち入って考えることにする。

個物の同一性

常識的日常性の世界を構成する第二の原理としては、個物の同一性ということをあげることができる。それぞれのものは、いついかなるときにも、いかなる場所におかれても、それ自身であることに変わりはなく、それ自身ではない別のものになることはない。私の使っているこの万年筆は、昨日も一昨日も同じこの万年筆だったし、明日も明後日も同じこの万年筆でありつづけるはずである。私がこれを買って自分のものとする前に文房具店のケースにはいっていたときにも同じこの万年筆だったし、いつか私の手を離れて他人が使用することになるとしても、同じこの万年筆であることには変わりないはずである。この万年筆が昨日は別の万年筆だったとか、机の上に置いてあったときは棒切れだったのが手に持ったら万年筆に変わったとかいうようなことは絶対に起こりえない。

やはりこれと同じことが、自分ということについてもいえる。今日の私が昨日は私ではなかったとか、明日はもはや私ではなく別の人になっているとかいうことはとうてい考えられない。自分はいついかなる場所にあってもつねに同一の自分である。また、このことは私自身の自分についてだけではなく、どんな他人についてもいえることでなければならない。私がだれかと話をしているとき、私はその人が過去においても将来においても変わることのない、その人なりの同一の「自分」をもっているものという前提のもとでのみ、話をすすめることができる。昔の思い出を話したり約束をかわしたりするときはもちろんのこと、それ以外でもいっさいの対話というものはたがいの自分がつねに同一の自分でありつづけるという確信を基礎としてのみ成り立っている。

個物の同一性ということは、しかしながらすこし考えてみると微妙な問題を含んでいる。川の流れは絶えずあたらしく、しかも川としては同一である。この世の中に変化したり流転したりしないものはない。この万年筆もペンの先端は一字を書くごとに磨滅してゆく。人物の同一性の基礎となっているように思われている身体の同一性も、その内容は川の流れと同じことである。私たちの身体は新陳代謝によってたえず新しく入れ替っている。ある期間がたつと、身体中の細胞はすべて別の細胞に変ってしまうだろう。それでも私たちは自分の身体が入れ替ったとは思わない。生まれてからこのかた、身長や体重がどのように増加しようとも、髪の毛がいかに薄くなり白くなろうとも、私の身体はつねに同一の身体とみなされる。また、あの人は家にいるときと会社にいるときとではまるで別人だ、というようないいかたがよくされるけれども、そうかといってその人が二つの別個の自分をもっているというわけではない。「二重人格」ということがいえるのも、一つの自己が二通りの態度を示すからなのであって、自己が二つあるという仮定に立つならば「二重人格」とはいえなくなる。精神病にかかったり、重大なショックをうけたりして、以前とはすっかり人間が変ってしまったような人に対してすら、私たちはけっして彼が彼以外の別の人になったとは考えない。彼という人間、彼が「私」といい「自分」といっているものはあくまで昔のそれと同一なのであって、変ったのはその性質にすぎない、というように考えられるのがふつうである。

要するに、物質的なものにせよ非物質的なものにせよ、個物の同一性というのは、表面的な姿や形の同一性、周囲に対する作用の同一性、あるいは性質の同一性といった意味ではなく、そういう外面的、性質的な現象の底にあってそれを担っているもの、つまりそのものの本質あるいは実体といえるようなものの同一性の意味である。いいかえれば、それは常識的日常性の第一の原理としてあげた個物の個別性が、つねに同一性を保っているという意味である。それがほかのなにものでもないそのもの自体であるということの同一性という意味なのである。

したがって、前述の患者において個物の個別性が成り立っていない以上、その同一性もまったく問題になりえなくなっていることは、いわば当然の帰結である。患者は「私がOさんになってOさんが私になって……どうして違ってくるのか……変更っていうこと……」といい、「ほんとにOさんがナショナルの店員にばけていたんです」という。彼女にとってたえず重大な問題になっていた「変更」ということは、単なる外面的・性質的な変更のことではなかったはずである。しかし、個物の本質そのものが「変更」をうけて、別の個物に変わってしまうというような事態は、しょせん常識的日常性のためにのみ存在する私たちの言語によっては表現されえない事態である。それは私たちがふつうに理解している「変更」という言葉の意味からは、はるかに逸脱してしまっている。そのためにこの患者は、この「変更」という言葉をかすかなつぶやきとしてしか、つまり言葉では言い表わしえない異常な事態へのかすかな手がかりとしてしか用いえなかったし、それを私たちにも理解しうるような文章にまとめて語ることができなかったのであろう。Oが他の人に「ばけた」といっているのも、ふつうに用いられるような、外見を変えたり変装したりする意味で「ばけた」のでないことはいうまでもない。これもまた、Oが完全にOではないところの別の人物に入れ替ったという意味のことを言い表わしている。ここではもはや、OはOとしての個別的同一性を保有してはいない。だからOは、患者が入院した後は、同じ病院の男子病棟の中に、一人の男子患者の姿を借りて存在することができるのであり、その男子患者がOの「変更」であることは、「ピンとわかる」というしかたで本質直観的に認知されることになるのである。

世界の単一性

常識的日常性の世界の第三の原理は、世界の単一性ということである。ここで世界というのは、人類の住んでいる世界とか、地球上の地理学的な世界とかではなく、いわば宇宙の全体の意味である。つまり、人間の考えうるかぎりでの時間的空間的領域のすべてのことであり、私たちのいかなる行動も、いかなる思考も、けっしてそれの外に出ることのないような存在の場のことである。私たちは、地球を太陽系に属するものと考え、太陽系を銀河系に属するものと考え、銀河系宇宙のほかにもいくつかの宇宙が存在するものと考えている。こういった無限に広い宇宙については、それなりの理論や学説があるだろう。しかし日常的な常識にとっては、結局のところそのような無限の宇宙も、私たちの身のまわりの個人的な生活の世界をどこまでも拡大して考えていったものにほかならない。理論的な学説がどのようなことをいおうとも、要するに世界とは私たちの住んでいるこの世界のことなのであって、この世界よりほかには世界を考えることができないとするのが常識の立場である。考えようによっては、死後の世界とか、天国や地獄のようなものとかが、「この世」とは別の「あの世」として考えられるかもしれない。しかしその場合でも、「この世」と「あの世」とが同時に存在したり、同じ状況の中に重複して共存したり、一方が他方の中へ現われたりするというようなことは考えられない。

この世界の単一性については、また次のようにもいうことができる。私が現在ここにいるこの世界は、私以外のだれもがやはりその中にいるところの世界である。私たちはすべて同じ一つの世界の中にいる。私がこの世界の中にいて、それとは別の世界の中にいる人となんらかの関わりをもったり話をかわしたりするというようなことはありえない。私たちのうちのだれかが私とは別の世界の中にいるというようなことは考えられない。ＳＦに出てくる宇宙人のようなものも、それが私たちの世界に登場してくるかぎり、もはや別世界にあるのではない。なんとか苦心してこの世界とは別の世界を想像してみても、それはせいぜい風物景観や習慣のことなる異境というぐらいのことであって、さきにあげた個物の個別性や同一性にかかわるような本質的次元においては私たちの世界とまるで変わるところのないものでしかありえない。つまり、そういった別世界が「存在する」ことを考えることによって、私たちはすでにその「別世界」をも常識的日常性の中へとりこんでしまうのであって、そのかぎりにおいてそれは真の意味での別世界ではありえなくなってしまうのである。だから、この世界の単一性の原理も、個物の個別性、同一性の原理と本質的には同じことを意味しているにすぎない。

私たちの患者においては、この原理もやはり深刻な危機に直面している。彼女は「なにもかも二重になって、世界が二重になって、表の世界と裏の世界と……私自身も二重になって、二人いるみたい」という。特別な文学的素質や哲学的教養のない彼女にとって、常識を超えた異常な事態を言葉にあらわすことはきわめて困難なことであったにちがいない。私たちは、彼女が「表の世界と裏の世界」という言葉でせいいっぱい表現しようとしている真の事態を理解するために、これを「不可解」とする常識の立場を捨てて、患者が立っているその同じ立場に自分自身をおき移してみなくてはならない。彼女は単に世界が二重になったということだけをいっているのではない。それと同時に「私自身も二重になって、二人いるみたい」といっていることが決定的な重要さをもつ。自己の単一性が保持されているうえでの二つの世界ということならば、常識的にも考えうる「この世」と「あの世」とか「昼の世界」と「夜の世界」とかいうことと大差はない。私たちは同じ一つの自分を、そのいずれの世界へも空想的に自由に置いてみることができる。ところが患者のいっているのは、むしろ世界の単一性がどうあれ、いかなる世界にせよそこへ置き入れられるべき自己の単一性が成立していないということである。

あるいは、彼女のいう「表の世界」においては、まだしも彼女の自己は個別性を保っているといってよいかもしれない。この「表の世界」において、彼女は多くの「正常人」たちと出会い、「正常人」たちに共通の言葉で語っている。そこでは彼女は自分自身を一個の自己として——たとえそれがいまにも見失われそうな自己であるとはいえ——扱っている。しかしもう一方の「裏の世界」とは、もはや「表の世界」に対立するような「世界」ではない。それは、自分が自分でありながら自分でないような、OがOでありながらOでないような、自分が自分でありながら０でもあるような、０が０でありながらナショナルの店員であったり男子患者でもあるような「世界」、世界が世界として成立しないような「世界」である。患者の世界はふつうの世界でありながらふつうの世界でない、これが患者のいう「世界の二重性」の意味である。

日常世界の世界公式

以上において提出した常識的日常性の世界に関する三原理は、すでに見てきたように相互に深く入りくみあっている。そこでこれを一つにまとめて、単一の公式で表現するとどうなるか。〔ヴェルナー・〕ハイゼンベルク〔一九〇一―七六年〕は彼の新しい物質観に基いて、物理的世界の「世界公式」というものを提示した。私たちはここで、常識的日常世界の「世界公式」ともいうべきものを考えてみたいと思う。この公式は形の上ではこの上なく単純なものである。

１＝１

これが私たちの「世界公式」にほかならない。しかしこの公式は、形の上ではいかに単純であろうとも、内容的にはただごとではない、大きな問題を含んでいる。かりにいまこの公式を「証明」しなければならないとしたら、私たちは途方にくれるよりほかはない。数学はもちろんのこと、物理学も化学も、とにかく自然科学の全領域が、それだけではなく私たちの生活をすみずみにまでわたって規制している社会規範のすべてが、この基本的な公式の上に組み立てられている。私たちの生活の全体がこの証明不可能な公式の上になりたっているといってさしつかえない。私たちは私たち自身の生活を支えている基本公式を、常識的日常性の枠内では説明しえないのである。これはどういうことであろうか。

カント哲学の後継者であるＪ・Ｇ・フィヒテは彼の主著『全知識学の基礎』（一七九四年）の冒頭において、「人間のいっさいの知識の基礎にある絶対的に第一の、端的に無制約の基本命題」をさがし求めることを宣言した。そしてこの基本命題に到達するための通路として彼がえらんだのは、「いかなる人も承認して、いささかも異議をとなえない、完全に確実で疑問の余地のないものと認められている」ような命題である「ＡはＡである」であった。「ＡはＡである」という命題は、「もしＡがあるならば、それならばＡはある」こと、「もしＡが定立されているならば、それはＡとして定立されている」ことを表わしている。そして、この「ＡはＡである」という判断を下しているのは私であるから、この「である」という連関は「私のうちに」、「私によって」定立されていることになる。ところがこの「である」はＡとの関係においてのみ可能なのであるから、Ａもまた私のうちに私によって定立されている。そこで「ＡはＡである」は、「もしＡが私のうちに定立されているなら、それならＡは定立されている、あるいは——それならＡはある」を表わしていることになる。Ａが私のうちに定立されていることによってのみＡはある、ということは、私のうちにはつねにそれ自身に同一なあるものがあるということである。そして、このAの自己同一が、この「である」が可能であるためには、私自身がつねにそれ自身に同一なものとして定立されていなくてはならない。つまり「である」はまた、「私は私である、ということとしても表わされる」。このようにしてフィヒテは、「AはAである」という命題を媒介にして、「端的に無制約なる第一の基本命題」として「私は根源的に端的にそれ自身の存在を定立する」という命題に到達した。

この哲学史上きわめて重要な数ページは、私たちの当面の課題にとってもこの上なく重要である。フィヒテが人間のすべての経験知の基礎をなす基本命題に到達するために選んだ通路「AはAである」は、私たちが常識的日常性の世界の「世界公式」として見出した1＝1と同じことである。そして、フィヒテにしたがえば、この1＝1が成立しうるためには「私は私である」こと、あるいは「私はある」ことが絶対に必要だということになる。常識的日常性の世界が世界として成立しているのは、自分が自分自身であるという、私自身の自己同一性にもとづいている。

1≠1でない世界

私たちはこれまでに何人かの分裂病〔現在の呼称では「統合失調症」〕患者を見てきた。彼らが臨床的に示す症状はそれぞれに違っていても、彼らはすべて一つの、きわめてはっきりした共通点を有している。そしてこの共通点は、ここにあげたわずかの症例だけでなく、ひろく分裂病一般についてあてはまる共通点であって、分裂病者が分裂病者であるかぎり、そこに必ず見出される事態である。それは一言でいえば自己同一性についての自明性の喪失である。第四章で引用した男子患者は、「自分の立場がない感じ、自分で自分を支配してない感じ」といい、第五章のブランケンブルクの症例アンネは「立場がないみたいな落ち着かない気持です、自分で自分が頼れない、ものごとに対するちゃんとした立場がもてないのです」といい、第六章の女子患者は「自分が自分でないみたい、自分を見失いそう……私って私でないんでしょう」という。これはほかでもない、フィヒテが「人間のいっさいの知識の基礎にある絶対的に第一の、端的に無制約の基本命題」として提示した自我の自己定立にかかわる危機的事態ではないだろうか。「私は私である」あるいは「私はある」の成立が危くなったとき、「AはAである」の命題は、もはやフィヒテのいうような「いかなる人も承認していささかの異議をもとなえない、完全に確実で疑問の余地のないもの」とはみなしえなくなってくる。私たちが常識的日常世界の「世界公式」としてとり出した1＝1が、もはやその絶対的な有効性を保ちえなくなってしまうのである。

常識的日常性の世界公式1＝1は、これを「証明」することも、さらに基本的な数式に還元することもできない。それはまさに基本的で根源的な公式である。しかし、だからといってこの公式はけっして絶対的な普遍妥当性をもっているわけではない。むしろこの公式が妥当するのは、常識的日常性の世界というきわめて限定された領域内に限られている。この領域を一歩でも出たところでは、この基本公式はもはやなんの意味をももちえない。そして、私たちの住んでいるこの世界は、この限られた常識的日常性の世界よりもはるかに広く、はるかに深い。すでに私たちにとってけっして無縁ではないところの宗教や芸術の世界がそうである。宗教や芸術の世界において1＝1の公式が成立しないことについては、専門外の本書において多言を要さぬことだろう。

「AはAである」あるいは1＝1ということが基本的な公理として妥当する世界が、このように私たちの全存在の中のごく一部分を占めるにすぎないのならば、どのような事情からこの単なる部分的な規制が、私たちの実生活をすみずみまで支配しつくすほどの絶大な権限を獲得するようになったのだろう。私たちはどのような権利をもって、この1＝1からはずれた論理の持主を「精神異常者」として差別し、排除しているのだろう。そこにはなんらかの大きな力がはたらいているにちがいない。分裂病によって代表されるような精神の異常が私たち人間社会にとってなにを意味するかを理解するためには、この大きな力がはたしてなんであるのかを探しあてなくてはならないだろう。

8　精神分裂病者の論理構造

常識と合理性

私たちは前章で、常識的日常性の世界の基本原理として、個物の個別性、個物の同一性、世界の単一性の三つをあげ、それらの基本原理が分裂病（現在の呼称では「統合失調症」）者において危機に瀕しているありさまを見た。そして、結局のところこれらの三原理は1＝1という単純な数式に帰することができること、この数式はいわば常識的日常性の「世界公式」とみなすことができることを考えた。

前章でも述べたように、この1＝1は単に数学や物理学をはじめとする自然科学一般の基本的公理であるばかりでなく、そもそも私たちがものごとを「合理的」、「理性的」に考えるさいには、つねにそれを出発点としなくてはならないような、不動の基盤をなしている。自然科学とは本質的にことなった領域で、それとはまったく別の思考法でものを見たり考えたりする哲学者といえども、彼が合理的・理性的に思索しようとするかぎりにおいては、この「世界公式」の枠組から一歩も外へ出ることができない。一見いかに常識的日常性を離れているかにみえる抽象的思考においても、1＝1のかわりに1＝0が公理になって、「である」と「でない」とが同じことを意味したり、1＝1のかわりに1≠1が公理になって、あるものがそれ自身と違ったもののことであったりするような立場をとることは不可能なのである。

したがって、この1＝1は常識的日常性の基本的公理であると同時に、合理性の基礎でもある。いいかえれば、私たちが住みついている常識的日常性の世界というのは、徹底的な合理性によって支配されている世界だということになる。

もっとも、この常識的すなわち合理的という等置には、厳密に考えると問題があるかもしれない。というのは、ここで考えているような意味での合理性とは、近世以降の西欧文明社会において典型的に見られるような合理性のことであり、人類一般をひろく考えてみる場合、別の時代、別の地域にこのような合理性の通用しない社会を想定することも十分に可能なことだからである。すでにこの合理性の日常生活への浸透度のようなものを考えてみると、西欧文明諸国とわが国とではかなりの相違があるように思われる。そのなによりも有力な間接証拠は、私がすでにたびたび書いたことのある人称代名詞の使用法の相違だろう。たとえば一人称単数を示す代名詞は西欧諸国語にはそれぞれ一つしかなく、自我の同一性が言語上でも動かしがたく固定しているのに対して、日本語では、私、僕、俺、自分等々、ちょっと数えただけでも十指にあまる一人称単数代名詞が使用され、しかもそれらはその人が置かれている対人的状況しだいで微妙に使いわけられなくてはならない。前章で1＝1の基盤をなしていると考えた「私は私である」の自我同一性が、日本人においては西欧人にくらべてより浮動的・可変的だといってよいだろう。とはいっても、日本人に自我同一性がないというようなことはもちろんいえないのであって、だからたとえば、「私は僕ではない」などといういいかたが常識的にいって成立しないのである。

　常識的ということがかならずしも私たちのいう意味での合理的ということと一致しないもうひとつの例は、いわゆる「未開人」の思考様式にみられる。〔シルヴァーノ・〕アリエッティ〔一九一四―八一年〕は、「あのインディアンは速く走る」、「牡鹿は速く走る」、「したがってあのインディアンは牡鹿である」というような推理をおこなう未開人の思考様式を「古論理的思考」となづけ、この思考様式は分裂病者特有の思考様式に類似しているものと考えた。この思考様式の特徴は、私たちの合理的思考が主語的個物の同一性に着目するのとはちがって、まず述語的属性（右の例では「速く走る」）の一致に着目して、ここから主語的個物の同一（「あのインディアンは牡鹿である」）を帰結するという点にある。分裂病的思考との比較は後にゆずるとして、すくなくとも、「あのインディアンは牡鹿である」という判断は、私たちの合理的思考の枠組の中では不可解である。このような判断様式が当の未開社会において一般に通用していて、したがってその社会での常識的な考えかたであるとするならば、ここでは常識的ということと、私たちにとっての合理的ということとは一致しない。しかしここでも、「あのインディアン」はほかならぬ「牡鹿」であるといわれているのであって、その他のもの、たとえば「速く走らない」なんらかの動物「である」とはいわれないとするならば、つまり個物が無差別に他の個物と同一視されているわけではなくて、この同一視にも「述語の同一」という基本的ルールが存するとするならば、ここでもやはり1＝1の基本公式は変更する必要はなさそうである。以前私たちは、「AはAである」という個物の自己同一から1＝1の公式を導き出したのであるけれども、いまこのAを主語的個物と考えずに述語的属性と考えるならば、この同一律はそのままこの例にもあてはまる。未開社会にも未開社会なりの常識があるはずだとするならば、この常識はやはりそれなりの合理性によって基礎づけられており、この合理性もやはり1＝1の「世界公式」にまで還元できると思われるのである。

これに対して分裂病者のいわゆる「思考障害」においては、この合理性の基礎構造そのものが重大な危機に直面しているように思われる。次にそのような「思考障害」を示している患者の一例を示す。

症　例

患者は現在二七歳の男性で、おそらく一八歳ごろからはっきりした異常を示すようになっていたものと思われる。父親は小学校卒で短気、神経質、小心者といわれている。婿養子として患者の母と結婚し、妻に対しては頭があがらない。子供に対してはくちやかましいが、親身になって子供の相手をすることがなく、自己中心的で冷淡なところがある。患者が入院してからも自分からはめったに面会に来ず、主治医のところへ息子の病状を聞きに来ることもない。母親は一人娘で大切に育てられ、女学校を出ていて勝気で虚栄心の強い女性、小学校しか出ていない夫を軽蔑している。患者の面会にはときどき来院し、主治医にも会って帰るが、笑顔ひとつみせず、冷たい、感情の動きを顔にあらわさない人で、患者と面会しても母親らしいやさしい言葉をかけたことがないらしい。患者には三歳下と六歳下の二人の弟がいるが、いずれも明朗で社交的だという。主治医のもとを訪れたことはない。患者の家庭には、そのほかに母方の祖父が健在で同居している。頑固、無骨、正直一徹で、皆からけむたがられている。孫をあやすということのできない人だという。

男の子がなくて養子を迎えねばならなかった家庭の長男として生まれた患者は、大切なあととり息子として大事にされ、思う存分甘やかされて育った。旧式な考えかたの祖父にとっては、患者は養子である父よりも重要な存在であった。しかし彼は、幼時から虚弱で病気ばかりしていて、しかも神経質で気むずかしい子だった。一歳のころ、これほど病気をするのは名前が悪いからだろうということで、姓名判断師にたのんで名前を変えてもらったら、ふしぎにそれ以来病気をしなくなったという。子供のころは内気でおとなしく、運動は嫌いで、いたずらや親に対する反抗はまったくしなかった。小さい時は異常なほど蝶をこわがったということである。近所の子供とはよく遊んだが、いつも友達のいうとおりについていくほうで、よくいじめられて泣いて帰った。

小学校へ行くようになって本当の名前を教えられ、それに対してかなり抵抗を感じていたらしいようすだった。学校の成績はよく、ずっと優等生だったが、友人と遊ぶよりも一日中家にいて本を読んでいるのが好きだった。中学時代もひき続き勉強はよくでき、普通科の公立高校から大学まで進学したいと思っていたが、父が生活能力のない人で家計が苦しかったため、商業高校に進むことになった。希望の高校に進めなかったこともあって、高校時代はあまり熱心に勉強しなかったが、それでも成績は上位の方にいた。

高校卒業と同時にある中企業の会社に就職、最初数ヵ月間ははじめての社会生活にとまどいながらもなんとか勤務していたが、その年の一一月ごろ「同僚におとしいれられる」とか「皆からのけものにされる」とかいって会社へ行かなくなって退社してしまった。その後約二年半のあいだはほとんど外出もせずに家の中に閉じこもり、ぶらぶらとした生活を送っていたが、その間に、自分の名前のことでいろいろと悩んでいたらしい。

二一歳の四月にデザイナーになる決心をして美術短大に入学したが、やはり対人関係がうまくいかずに六月から休学、七月に突然家出をして遠くの町で警察に保護され、某大学の精神科に入院することになった。このころの体験について、のちに患者が私に語ったことをまとめると次のようである。

「短大に入学してO・Mさんという女性を知りました。彼女は歌手のK・Yさんだと思いました。それで、自分がないみたいな、オチオチした、抽象的な感じになりました。学校を休んでいたら、弟が、兄ちゃんなんかこの家においとく必要はない、ということを態度で示しました。そしたら母が、当然だという顔をしました。こわかったので家出をして、ホモが松本へ行ったと聞いたので松本へ行こうと思いました。ホモというのは、私を育ててくれたサチコ（母の名）のことらしいです。サチコは男みたいですから。駅でお母さんらしい人が〈大阪〉といったのですが、行っては悪いと思って京都までの切符を買いました。その途中で私のお母さんは女優のT・Hだということに気づきました。それではお父さんはどんな人かなと思って汽車の中で探したら、お父さんらしい立派な男の人が乗っていて、私がお父さんだよ、というそぶりを示してくれました。のどがひどくかわいたので車内でジュースを買って飲んだら、それは透明でネバネバした、ツルツルした液でした。そしたらペニスの先が融けてなくなっていくみたいな感じがして、女になるなと思いました。そのうちに急行券を持ってないために降ろされて公安室へ連れて行かれました。ベルがジーと鳴りました。眼が青くなったとかいわれましたが、すぐに意識がなくなってしまいました。このときに、本当の自分は死の世界にいってしまって、いまここにいるのは私そっくりの分身だと思いました。今は地球という星にいるけれども、死ぬと次元が変わって、同じような人間が住んでいる星へ行くのではないかと思いました」

このような、私がかつて「来歴否認妄想」と名づけた妄想体験の急性発症をきっかけにして、患者はいっきょに分裂病の世界にはいりこむ。そしてそれ以来六年間をへた現在に至るまで、彼は数回の入退院を繰り返してはいるものの、ついに「正常」に復することなく、現在はある私立の精神病院の慢性患者ばかりの病棟で希望のない生活を送っている。その間に彼が語ってくれた妄想体験の中からごく一部を引用すると、次のようなことになる。

「自分の本当の母は今の母ではなくて女優のT・Hだけれども、今の母は育ての母でもあるし、T・Hでもあるから生みの母でもある。母とT・Hとは別人でもあるし同一人物でもある。母は男である。自分は男であるけれども女でもあって、子供を産んだ。自分は日本人ではない、どこの国の人なんだろう。日本には人種差別がある。自分は普通人でなく、差別される人種らしい。それとも白人との混血かもしれない。自分には分身が五人いて、自分がその総元締めみたいなもの。黒人に生まれて死ぬと黄色人種になって、黄色人種で死ぬと白人になって、白人で死ぬと、もう空気になってしまう。前にいた自分と、今の自分と、中間の自分と、そういういろいろの自分が出てくる。違う自分がいくつもあるということはいいことだけれど、その人の本心というものがなければ、行動が乱れる。本体があって、分身があって、そのまた分身があって、共同に助けあっている感じがする。歌手のN・Aは私のニセモノだと思う。自分がここでなにかしている、するとある別次元に自分そっくりの人がいる、それが一時的に現われる。世界が違うんじゃないでしょうか。私はどんな次元にでも行ける人間らしい。自分という人間がテンデバラバラになって四方に散っちゃうんです。自分の心でない心が自分につながっているみたい」

実際には、患者は私たちに向って、このようなまとまった形で自分の考えを述べるわけではない。右に記したのは厖大な記述の中からあちこちと拾い集めたものである。患者との実際の対話がどのように進められるかを示すために、ごく最近の記録を忠実に再録してみると、次のようなことになる。カッコ〔「」〕の中は診察者の言葉である。

「ほかの人がぼくの薬をのんでしまうからしょっちゅう眠いです。こう眠くなるというのは、だれかがぼくの薬をのんでるということなんです。連鎖反応かしりませんけどね」〔連鎖反応?〕「自然にたとえれば影響ということでしょうね」〔だれからだれへの?〕「……そんなむつかしいこと解答できません」〔だれかがその人の薬をのんだらあなたが眠くなるの?〕「はい、そうです」

「土曜日におふくろが来て、どうか、といったら、時期的に早いからもうすこし様子を見てはどうか、といわれました」〔どうか、とはなにがどうかなの?〕「自分が夏ミカンを好きになるということです」〔どういう意味?〕「心変りがせつなくて悲しくなるということです。夏ミカンはすっぱいですからね」〔心変りというと?〕「タイワンハゲになったりシラガになったり、ヒゲがあるかないかです」〔どういう関係があるの?〕「自分が式もあげてないのに自分の子供がいるような気がします」〔どこに?〕「要するに身体に異常が起こるということは、私の子供が異性の母胎の中にいるということじゃないでしょうか」〔異常って?〕「暑くなったり寒くなったり、胸がふくらんだり縮んだりするということです」「それと異性の母胎とどういう関係？」「それは魔よけというものです」「連鎖反応なの？」「それは私は音楽ってものが好きだからそういうふうに考えたのです」「音楽は連鎖反応？」「芸術家は精神病者だって感じました」「どうして？」「母親の言を借りると、お前って子はほんとは生まれてくるんではなかった、自分はあくせく働いているのに、お前はおふくろというものを認めたことがあるか、といいました」「病気になってからお母さんがそう言ったの？」「いいえ、赤ん坊時代からです。母親は私が母胎にいたときに殺人というものを見たのではないでしょうか。そのために子供を大切にしようと思って、あくせくして……、母親は子供がへその緒でつながっているから栄養分をとるために……」「殺人とどういう関係？」「自分の子を産もうとして努力するために、自分の身体を犠牲にしているのではないでしょうか」「殺人ってどういうこと？」「人間が言葉をおぼえるのは、父や母や兄弟から習って、高度な知識があるからこそ、その人に沿ったコースがあるのでしょう」

「人を殺すといいこともあるでしょうか。やはりうらまれるだけでしょうか。自分で自分を自害したい気持です」「自分とは？」「保護室（興奮患者を一時的に保護する個室）にいても自分と思っている人もあるでしょうけれども、やはり他人が現われたとき自分というものを自覚するんじゃないでしょうか」「自分はこの世の中に一つだけ？」「そういうときは自分は存在しないんじゃないでしょうか」「沢山の自分があっていい？」「いいと思いますけど。自分で生きようと思ってるときに……むずかしいです」

こういった会話をかわしているとき、患者はけっして口から出まかせの返答をしている様子ではない。時にはこちらがたじたじとなるほどの真剣さで、なんとか言葉を見出そうとする必死の努力を試みた結果が、右のような問答となって返ってくるのである。この患者と話しているとき、私はいつも、私たちが日頃使い慣れている言葉がいかに無力であるか、言葉を用いる会話がいかに事態の真相をおおい隠してしまうものであるかを痛感せずにはいられない。

まず、この患者が発病以来一貫して持ちつづけている「妄想」のなかでは、自分の母親が実の母親ではないという「家族否認妄想」ないし「貰い子妄想」と、自分自身の存在の単一性を否定する「自己重複体験」との二つが目立つ。これらの症状の意味については、すでに以前に詳しく論じている（拙著『自覚の精神病理』）から、ここではこれらの症状の成立を可能にしている論理的構造に焦点をしぼって話を進めてみたい。

1＝0

患者は、自分の母親（サチコ）は生みの親ではなく育ての親であり、生みの親は女優のT・Hであるという。しかし同時に、サチコはそのままT・Hの変身でもあるから、生みの母であってもさしつかえないことになる。サチコとT・Hとは別々の二人の人物であると同時に、一人の人物でもある。生みの母ではなくて育ての母である、という命題と、生みの母であるとともに育ての母でもある、という命題とが、なんの矛盾もなく両立している。ここでは端的に1＝2であって1＝1ではない。1＝2ということは1＝0ということでもある。この患者が本当にいいたいのは、「自分には母親はいない」ということであろう。自分は母なる存在からは生まれて来なかったということであろう。自分は（母親から）生まれてきたのではあるけれども（1＝）、しかし本当は生まれてはこなかった（＝0）ということであろう。

これとまったく同一の論理構造を、私が『自覚の精神病理』で紹介した患者S・Mも示していた。S・Mは、「お父さんお母さんは本当の親ではない」という妄想をもちながら、それとまったく同時的に「でも少しぐらい関係あると思いますけど。生んでくれましたから」という（同書一一九頁）。「本当の親」とは、ふつうは「生んでくれた親」のことである。「生みの親」ではない、という言葉の下から「生んでくれましたから」という言葉が出てくるようなことは、通常の常識的日常性の論理構造（1＝1）の中では不可能というほかはない。

ほかならぬこの論理構造は、患者の自己重複体験において赤裸々にあらわれてくる。患者は「自分には分身が五人いる」（1＝5）といっているけれども、この「五」という数字には特別の意味はない。むしろ「いまここにいるのは私そっくりの分身」なのであって、患者は自分自身がそのまま自分の分身であって自分自身ではなく、しかも彼が自分自身であるかぎりにおいて、あるいは彼が自分自身を自覚するかぎりにおいて、限りなく自己の分身でありつづけるわけである。すなわちここでは一は任意の数n、あるいは無限大∞にひとしい（1＝n、1＝∞）とされている。そしてここでもまた、これは同時に1＝0でもある（「自分がないみたいな、オチオチした、抽象的な感じ」、「本当の自分は死の世界へ行ってしまって」、「自分という人間はテンデバラバラ」など）。さらに、私たち人間が自分であるという場合、それが必然的に男であるか女であるかのいずれかであるという点に着目しても、「自分は男であるけれども女でもあって、子供を産んだ」という言葉の背後にも、同じ論理構造が認められる。

これらの点においても、この患者は『自覚の精神病理』の症例S・Mといちじるしい類似を示している。S・Mは、自分は自分自身であると同時にもう一人の自分（分身）でもあり、またそれと同時に自分の妹（ヨリコ）でもあり、ヨリコの分身（ヨウコ）でもあった（同書一二三頁参照）。そして、S・Mもまた「性転換」ないし「両性化」のモティーフを示している。そのときにも述べておいたことであるが、自己の来歴を否認することによって現実の自己の存在を打ち消して妄想的な自己の再生を試みる患者にあっては、このような性的同一性の混乱はほとんど必須の症状といってよい。

前章であげた常識的日常性の三原理にてらしてみるならば、右にあげた患者の思考内容においては個人の個別性の原理と同一性の原理が徹底的に崩壊していることは、くりかえすまでもない。そしてきわめて興味深いことには、患者はこの二つの原理の不成立を、第三の原理である「世界の単一性」を否定することによって、いわば「合理化」しようとしている。「自分がここでなにかしている、するとある別次元に自分そっくりの人がいる、それが一時的に現われる。世界が違うんじゃないでしょうか。私はどんな次元にでも行ける人間らしい」とか、「今は地球という星にいるけれども、死ぬと次元が変わって、同じような人間が住んでいる星へ行くのではないかと思いました」とかの言葉が、患者における世界の多重性を示している。ここでもまた私たちは、症例S・Mとの類似点を見出す。S・Mは自己の現実の家庭そのままの家族構成をもつ家庭の「コピー」を設定し、自分をその両方に同時に住まわせたのだった。現代の理論物理学がその存在を想定している「反宇宙」が、まさに現の事態として「正宇宙」と重複して出現しているとでもいうべきであろうか。私の別のある患者は、これと同一の事態を「トポロジー的な場の転移」と表現していた。常識的理性の合理性が完全に破れたところに成立するこういった事態が日常的な言語で表現されているということを考えた場合、患者たちのこういった言いまわしはけっして従来の教科書のいうような荒唐無稽な支離滅裂というべきものではなくて、むしろ最大限の驚くべき的確さを示しているというべきだろう。

右の症例の後半に再録した患者と私との対話も、常識的合理性の立場から見ればまったく無意味でトンチンカンな内容でしかないだろう。これは従来からの教科書にある分裂病性滅裂思考の見事な実例である。常識的に言うならば、患者は私の質問をまったく「理解」しておらず、まったく「つじつまのあわぬ」、「まとをはずれた」返答をおこなっている。しかし、いま私たちが一歩常識の立場から足を踏み出して、個物がそれ自身の個別性と同一性をもたず、あるものはそれ自身でありながら別のものであり、「である」と「でない」とが同じことであり、世界が単一ではなくて正反両世界の重複であるような、そういった分裂病的世界の立場に身をおいてみることができさえするならば、この問答において間が抜けていてトンチンカンなのは、実は患者の返答ではなくて私の質問のほうだということになるだろう。患者の住む世界を理解することなく、いたずらに合理的説明を求めて質問を重ねている私の言葉に対して、患者は当惑と同時に軽蔑すら感じていたかもしれないのである。患者から見れば、私の質問こそ「非常識」と感じられたのではなかろうか。

このような分裂病者の思考様式を、アリエッティのように「述語の同一から主語の同一を帰結する古論理的思考」といってもいいだろうし、私が『自覚の精神病理』で述べたように「ノエシス的論理」といってもいいだろうし、西田幾多郎〔一八七〇―一九四五年〕の表現を借りて「述語的論理」といってもいいだろう。いずれにしてもここでは、主体と客体の分離、判断内容のノエマ的対象性、個別的主語の自己同一性を前提とする日常的合理的常識性は完全にその効力を失っている。まさにそれゆえに、このような思考様式は「異常」とみなされるのである。しかし、この「異常」はけっして「劣等」を意味しはしないはずである。患者は私たち「正常人」の常識的合理性の論理構造を持ちえないのではない。すくなくとも私たちと共通の言語を用いて自己の体験を言い表わしているかぎりにおいて、患者は合理的論理性の能力を失っているわけではない。むしろ逆に、私たち「正常人」が患者の側の「論理」を理解しえないのであり、分裂病的（反）論理性の能力を所有していないのである。患者がその能力において私たちより劣っているのではなくて、私たちがむしろ劣っているのかもしれない。〔カール・〕ヤスパース〔一八八三―一九六九年〕が分裂病体験を「了解不能」と述べたのは、実は「不可能」の意味にではなく、私たちの側の「無能力」の意味に解さねばならないのである。

私たち「正常人」は、常識的日常性に属する合理的思考の枠から逸脱した思考様式をまったく理解することができない。私たちは、1＝1の公式に基いた論理を理解する能力しか持ちあわせていない。これはむしろ、私たちの思考能力のいちじるしい狭さと偏りとを示すものにほかならない。「正常人」とは、たった一つの窮屈な公式に拘束された、おそろしく融通のきかぬ不自由な思考習慣を負わされた、奇型的頭脳の持主だとすらいえるかもしれない。それにもかかわらず、世間一般の「正常人」は、本来自分たちよりもはるかに自由闊達な論理構造を駆使する分裂病者たちを「異常者」として差別し、自分たちの社会から排除してはばからない。それはなにゆえであろうか。そのような差別や排除にはそもそもなんらかの正当な根拠があるのだろうか。もしあるとするならば、その正当な根拠とはいったい何なのだろうか。私たちが次に問わなくてはならないのは、このことである。

9　合理性の根拠

近代精神医学の偽瞞

精神病者に対する社会的差別についての反省と批判は、いまや全世界的な問題になっている。今日、世界の各地で、そしてまた日本でも、はげしく問われているのは、もはや西洋中世にみられた悪魔論的な精神病観でもなければ、精神病者を浮浪者や生活不能者と同様に保護収容したり、あるいは狂暴な犯罪予備者として拘束監禁したりしようとする近世的な精神病観でもない。ほんの数年前まで精神医学史上の画期的偉業として光輪にかこまれていた、そして今日でもなおほとんどの精神医学教科書の輝かしい一ページを占めている〔フィリップ・〕ピネル〔一七四五―一八二六年〕の業績が――すなわち、フランス革命の最中に、それまで犯罪者たちといっしょに暗い牢獄につながれていた精神病者たちの鎖を切ってかれらを解放したという、近代精神医学の端緒それ自身が、その正当性を鋭く問われているのである。

ピネルによって象徴的に代表される自然科学的合理主義は、彼ら特有の人道主義でもって、精神病者を陰湿な牢獄から明るい近代的設備をそなえた精神病院に移し、鎖と足かせのかわりに医学的治療法を与えるようになった。精神病者を合法的に保護する権限は、警察官から精神科医に移管された。いまや彼らは、献身的でヒューマニスティックな看護と、加速度的に進歩する治療技術の恩恵に浴することが許されることになった。——しかし、この精神病者の医学への受け入れは、それ自体はたして「精神病」とよばれる事態に対する正しい理解の上でなされたことであったのか。「精神異常者」ないしは「気違い」を「精神病者」と呼びかえることによって、はたして当の彼らにどれだけの「幸福」がもたらされたといえるのか。それは彼らにとって、真にふさわしい処遇といえるのか。このような「医学化」によって真になされたことは、そもそもなんであったのか。これらの問いが今日私たちにとって回避することを許されぬ問いとしてつきつけられている。

これらの批判的な問いの背後にひそんでいるのは、次のような疑問である。すでに本書の冒頭に述べたような理由で社会に大きな不安をよびおこさずにはおかない精神異常者は、いつの時代にもそれなりの方法で社会から隔離され、日常生活から排除され、人間としての存在権において差別されてきた。この隔離や排除や差別は、精神異常者を精神病者という名のもとに医学的施設に収容することによって、はたしていささかでも変化したであろうか。近代的な法律においては、精神病者はまさにその「責任能力」が病気のためにおかされているという理由から、彼らの行為の責任を問われることがない。しかしこの免責は、実は彼らから人間としての資格を剥奪することを意味するのではないのか。第二章で述べておいた「異常」すなわち「病的」の読みかえがおこなわれた結果として、彼らは中世の魔女裁判においても近世の牢獄の中でもなおかろうじて保持し続けていた、社会構成員としての権利という最後の体面すらも失うことになったのである。責任能力の免除、これこそは実はもっとも徹底した排除と差別ではないだろうか。そして、医学への救済は、この残酷な極刑を見るにしのびない社会の側からの自分自身の心を安らげるための偽善的な奉仕を意味してはいないだろうか。

精神病者に対する「人道的」処遇と「人間的」治療が声高らかに叫ばれるたびごとに、そこにはもう一つの、それとはまったく不調和な声が、つまり精神病者をできうるかぎり安心して、みずからの心を痛めることなく排除しつくそうという「持続低音」が、低く、しかし明瞭に聞きとれはしないだろうか。新聞の同一紙面に、精神病院内での非人道的な行為と、精神病者の「野放し」の危険性とが肩を並べて大見出しで書き立てられているのは、まことに象徴的なことである。「異常者」は危険な存在だからひとり残らず病院に収容すべきである、そして病院内では彼らに最大限の「人権」が与えられるべきである——この二つの主張の奇妙な対位法こそ、現代の合理化社会の体質をみごとに象徴してはいないだろうか。

そこで私たちは、私たち「正常者」の社会は、いったいいかなる論理と正当性でもって「異常者」を排除しているのか、ということを問わなくてはならない。この排除は、これまで見てきたように、「異常者」が日常的な常識を構成する合理性から逸脱しているという理由にもとづいておこなわれている。とするならば右の問いは、さらに次の二つの問いにわけられる。まず、合理性はいかなる論理でもって非合理を排除するのであるか。次に、合理性の枠内にある「正常者」の社会は、いかなる正当性によって非合理の「異常者」の存在をこばみうるのであるか。

非合理排除の論理

合理性はいかなる論理でもって非合理を排除するのであるか。この問いに答えるためには、もう一度「合理性」と呼ばれているものの本質を考えてみなくてはならない。

私たちは、一般に「対概念」あるいは「反対語」とよばれている一対の言葉をいろいろと知っている。「大―小」、「多―少」、「長―短」などがそれであるし、「美―醜」、「善―悪」、「真―偽」などもそれに含めてもよいだろう。これらをいま「A―B」という式でおきかえてみると、これらの対概念においてはいずれも「AはBでないもの」、「BはAでないもの」という二つの規定がまったく相互的に交換できる。

ところがこれらとは別に、形の上では一見これらと非常によく似ていて、実際には同じく「反対語」とみなされているいくつかの言葉の対がある。それはたとえば「有―無」、「一―多」、「自―他」などである。ところがこれらの「対概念」については、右にあげたような「A＝非B」、「B＝非A」の相互的交換がうまくゆかない。「有―無」についてみると、無を非有と規定することは可能でも、有を非無と規定することは不可能である。同じように、「一―多」において多を一でないものと規定できても一を多でないものとは規定しにくいし、「自―他」において他を自でないものと規定はできるが、自を他でないものと規定するのは不自然である。つまり、これらの一対の言葉は厳密な意味では「反対語」ではないのであって、そのいずれをとっても一方の語（有、一、自）は絶対的にそれ自身で完結した概念であって、もう一方の語からの規定を要しないのに反して、もう一方の語（無、多、他）はそれ自体においては成立せず、つねに絶対者としての前者からの規定を通じてのみ意味を与えられる。したがって、ここにみられるのは通常の「反対語」におけるような相対的な相互交換性ではなくて、絶対的な一方的従属性である。

　私たちが注目したいのは、この絶対的に一方的な従属性の関係が「合理―非合理」の対概念についても認められることである。たしかに形の上では、これは反対語であって、いちおうは相互交換的・相互規定的と考えられるかもしれない。しかし、非合理を合理の「反対」と見る見かたはそれ自身、まさしく「合理的」な見かた以外のなにものでもない。もしもここで、合理と非合理とはなんら反対の概念ではない、したがってその一方が他方の否定ではない、というようなそれ自体非合理な考えを持ち出したりするならば、「合理」の概念そのものが根本的に成立しなくなり、したがってまた、それの反対語としての「非合理」の概念も根底から崩れることになる。

つまり非合理が非合理として成立しうるためには、非合理はけっしてそれ自体独立の存在であってはならないのであって、非合理は合理の否定としてのみ、つまり合理の成立に完全に従属した存在としてのみ、その成立を許されるのである。逆にこれを合理の側から見るならば、合理が合理としての存在を確保しようとするためには、それはどうしてもいっさいの非合理から独立性を奪って、これをみずからの従属的対概念にまで弱体化しなくてはならないということになる。だから、「合理—非合理」という対概念の中に「捕獲」された「非合理」は、真に合理性を脅かす力を奪われて、合理性に飼い慣らされた仮の非合理であり、いわば合理化された非合理である。合理性が合理性にとどまっているかぎり、それは真の非合理を知ることも、それに触れることもできない。合理性が合理性にとどまろうとするならば、それはみずからの存立を危くする真の非合理を、あらかじめ用心深く排除しておかなくてはならないのである。合理が非合理を排除する論理は、実は合理性それ自身の本質に属しているものである。

くりかえしていうと、合理はいかなる形の非合理の存在をも認めないのではない。合理が合理であって非合理ではない、と言いうるためには、合理はすでにみずからの反対概念としての非合理を知っており、その成立を前提としているのでなければならない。つまり合理は、さきにあげた「美—醜」、「真—偽」、「善—悪」などの対語における意味での、みずからの反対語としての非合理の存在ならば認めているわけである。たとえばユークリッド幾何学の範囲内においては、直線外の一点を通って、その直線と交わらない直線、すなわち平行線は一つしか存在しないというのが合理である。もしもある直線に対して、一点を通る平行線が一本以上あったり、平行線が交わったりしたならば、それは非合理である。そしてユークリッド幾何学の範囲内においては、この非合理は合理が合理として十分に実現されていないことを意味する。この非合理は端的にいって「誤り」である。そこでは真理がまだ真理として現出していない。このような「合理—非合理」の対概念は、そのまま「正—誤」の対概念におきかえることができる。

ところがこれに対して、周知のように非ユークリッド幾何学というものが考えられていて、この幾何学においてはユークリッド幾何学の平行線の公準は否定される。つまりこの幾何学においては、一本の直線に対してその直線外の一点を通る平行線は存在しなかったり、もしくは無限に多くの平行線が存在したりするのである。ここではユークリッド幾何学において合理であったものが非合理の位置におきかえられる。唯一の平行線という公準は、この幾何学では非合理であり誤りである。そしてユークリッド幾何学において非合理であり誤りであったものが、公準としての合理性を獲得することになる。

さて、この二つの幾何学は、同一空間内においてはけっして両立しない。私たちが、日常生活している知覚空間において、——地球表面を平面と考えるかぎり——妥当するのはユークリッド幾何学のみであり、非ユークリッド幾何学に対しては、ただ理論的にのみ考えられうるだけで現実には経験されることのない、非ユークリッド空間があてがわれている。つまりこの場合、日常的に合理性を占有している側のユークリッド幾何学は、日常的には非合理以外のなにものでもない非ユークリッド幾何学を、みずからの空間から完全に排除している。いまもし、ユークリッド空間の中で一点を通る平行線が二本出現したり、三角形の内角の和が二直角にならなかったりしたならば、これは製図や計測が「狂って」いるからだとみなされる。

このように、合理性は真にみずからと対等の力をもち、対等の世界を占有しているような非合理を徹底的にみずからの世界から排除する。そしてそれにかわって、みずからの世界の中には「誤り」ないしは「狂い」としての、みかけ上の「非合理」の存在を許す。しかもそれは、みずからが「正しい」ことを明確に浮びあがらせるための「対照」としてであるにすぎない。「誤った」ことがありうるからこそ「正しい」ことがありうる、「異常な」事態が時として生じうるからこそ、それ以外のたいていの場合は「正常」でありうるのである。このような「非合理」は、もはや合理と真に対決する力を有しない。

ユークリッド幾何学が非ユークリッド幾何学を非現実の非ユークリッド空間に閉じこめることによってこれを排除していることからもわかるように、合理が真の非合理を排除する際に口実とするのは、きまってその「非現実性」である。合理性がみずからの存立の根拠としているのは、まさしくこの現実性にほかならないのではないかと思われる。私たちは次に、現実性の意味についてすこし考えてみたい。これは私たちの第二の問いである、合理的「正常者」がいかなる正当性によって非合理的「異常者」の存在を拒みうるかの問いへの橋渡しとなるだろう。

現実性と生への意志

現実性は単に感覚的・知覚的体験によってのみ経験されうるものではない。表象とか想像とか記憶とか、あるいは思惟、直観などといわれるような体験領域においても、現実的な経験と非現実的な経験の区別はある。しかしここでは、現実性が私たちにとってとりわけ「現実的」に現出してくる知覚の領域を例にとって話を進めることにしよう。

現実が真に現実的に「ありありと」、「真に迫って」感じとられるためには、視覚的にせよ聴覚的にせよ、あるいはその他の感覚領域における現実にせよ、すべてその感覚が「手にとるように」、明確に「つかみとられる」のでなくてはならない。つまりそこには単なる受動的な受容ではない、ある能動的な努力感を伴った行為の要素が含まれている。私たちの現実性体験には、疑いもなく一種の「手ごたえ」の印象がある。この抵抗感がなければ現実的という感じはでてこない。

しかしこの抵抗感は、実際に手で押してみて抵抗のある物体についてだけ感じられるものではない。私たちが音楽を聞いて感じる、しばしば圧倒的ですらある現実感の中には、音というような非物体的現象についての、やはりあきらかに一種の努力の感情をよびさます抵抗感が含まれている。また、私が真紅の花を見ている場合、私が花そのものよりもその色の鮮明さからより大きな印象を受けるということがある。そこで私にとってなまなましい現実として体験されているのは、花という物体ではなくて赤という色である。私に一種の努力感をよびさます抵抗は、むしろ非物体的な色そのもののうちにある。山の大きさに感動するとか、本の内容から感銘をうけるとかの場合にも同じことが言えるだろう。そこで現実的に体験されている現実性は、山そのもの、本そのものではなくて、その大きさであり、その思想なのである。

このことから、現実性を構成している抵抗感が、知覚対象それ自体に固有の物体性、あるいは個体性に由来するものでないことは明らかである。現実性とは対象にはじめから固有の性質なのではない。現実性とは、私たちの知覚行為がなされるそのたびごとに、この行為自体のなかから生み出されるものであり、知覚行為の構造に属することなのであって、対象側の構造に属することではない。知覚行為に無関係に「もともと」あるいは「それ自体」現実的といえるような対象は存在しない。

この現実性の体験をつきつめてゆくと、窮極的にはその知覚対象の実在性の体験にまで到達する。あるものの色や大きさが現実的に経験されるというだけではなくて、そのものが「ある」ということそれ自体が現実として経験されるという場合、それはもはや実在性についての体験領域に属することがらである。知覚に伴う一種の抵抗感は、単に知覚対象の一定の感覚質の現実性を保証するだけのものではなく、窮極的にはその対象全体の実在性を保証するものである。ところが、花の色や山の大きさが迫力を帯びて経験されるという場合なら、この現実性が花や山に固有のものではなくて、私の知覚行為の側で生み出されたものであることは比較的容易に理解できる。しかし、これをつきつめて、花や山が現実に存在するという実在性の経験も、まったく同様に私たちの知覚行為の側のできごとなのであって、花や山の存在自体に属してはいないということについての理解は、そんなに容易ではない。

私たちは、私たちをとりまいている世界の中にたち現れてくるいろいろな物体や音、においなどについて、ふつうはそれらの知覚対象がまちがいなく実在することについての確実な信頼感をもっている。そしてこの確実さの体験は、そういった物体や音やにおいが実際にそれ自体客観的に存在するから、つまりそれらが私自身の勝手な空想的産物ではないからだと思っている。これが私たちの日常的・常識的な感じかたであり考えかたである。しかし、これは実際にはそうでない。この点に関して、常識的日常性は大きな思いちがいをしているのである。私たちの知覚行為と無関係な「客観的存在」というようなものは、常識的日常性の基本構造をなす合理性にとって不可欠の前提をなすものではあろうけれども、私たちの実際の経験にとってはなんの意味ももたない、むしろ非現実的な想像上の観念にすぎない。私たちにとって現実的に「ある」といえるもの、私たちが「ある」という言葉を用いるときに本当に言いあらわそうとしている体験内容は、知覚対象の物理的存在のようなものから由来するのではなく、私たち自身の知覚行為の中から生じてくるものなのである。

世界の実在を素朴に信頼するという、常識的日常性のこの錯覚は、周知のいろいろな幾何学的図形の錯覚などのように、用心ぶかく観察したりものさしを用いて実際に計測したりすることによって解消しうるような性質のものではない。この錯覚はいわば私たち自身の存在の中に深く根をおろしていて、私たち自身の存在感と根本的に結びついているような、存在論的な錯覚である。かりにこの錯覚を錯覚と認めて、世界の全体を私たち自身の主観的な表象にすぎず、マーヤのとばりにつつまれた仮象にすぎないものと考えたなら、私たちはたちまち自己の存在の基盤が根本から崩れるような不安をおぼえることになるだろう。ショーペンハウアー的にいうならば、世界を現実として私たちの前にみせているもの、世界の実在性という錯覚を生みだしているもの、それは実に私たち自身の「存在への意志」、「生への意志」なのである。私たちは生きることを欲し、存在することを欲している。そして私たちの生や存在は、みずからが生きており存在していることの確かな証しを絶えず求めている。この証しこそ、世界が私たちに向ってくりひろげている抵抗感、現実感にほかならない。

私たちがなんらかの理由で存在への意志を放棄したとき、あるいはもっと積極的に存在を拒もうとするとき、あるいは私たちの生命力が深いところで停頓して、生への意志が活動を停止したとき、世界はたちまちその実在性と現実性を失って、単なる感覚的所与のモザイクに変ってしまう。そのような実例は、精神医学の臨床において数多く経験されるいわゆる「離人症」の症状である。この症状については、『自覚の精神病理』の中で立ち入って論じておいたので、ここでもう一度くりかえすことはしない。私たちの当面の問題連関においては、常識的日常性の基盤をなしている合理性がみずからの根拠としている現実性とは、私たち自身の生への欲求、存在への意志の反映であることを確認しておくだけで十分である。

異常者排除の社会的「正当性」

これまでの考察から結論されることは、次のような関連である。さまざまな異常現象のうちでも「精神の異常」とよばれているもの、ことにいわゆる「分裂病（現在の呼称では「統合失調症」）者」における行動、体験、思考などの「異常」は、これを常識的日常性の欠落として見た場合にのみ、「正常」から区別することができる。常識的日常性の基本構造は、これを単純な数学的等式1＝1として表現することができ、このいわば日常的世界の「世界公式」はいっさいの合理性の基礎をなしている。合理性と非合理とは一見対等の対概念をなしているようにみえるけれども、これを互に対立する反対語とみなす立場それ自身が合理性の側に立つ立場である以上、合理性は真の意味の非合理を抹殺し排除した上でのみ、はじめて成立しうるものといえる。合理性が非合理を排除するのは、このようにして、もしも非合理の存在を認めればみずからの存在が成立しえなくなるからである。その際に、合理性が非合理を排除する口実としているのは現実性の概念である。非合理は非現実にまでおとしめられることによってのみ、抽象的な存立を許される。ところがこの現実性は、私たちの体験面においては、存在への意志、生の欲求の反映である。生への意志のないところに現実性は成立しない。

このような関連からただちに明らかになることは、私たちの日常生活を基本的に規制し、真にみずからに対立する反対概念としての非合理の存立を許さない合理性とは、それ自体私たちの生への意志によって支えられたものだということである。私たちが常識的・合理的な日常性の「世界公式」としてとりだした1＝1は、実はその真相においては、私たちの生存欲求それ自体の基本公式にほかならない。1＝1に矛盾するあらゆる事態は、窮極のところ1＝0という数式で表わすことができるが、この1＝0は私たちにとってはとりもなおさず、生命否定の、つまり反生命の基本公式となるのである。

ここにおいて私たちは、いわゆる「正常者」の社会がかくも一貫して、時代と文化の相違を問わず、いたるところで絶えず「異常者」を排除しつづけ、精神病者との共存を拒みつづけてきた歴史的事実の深い根源に到達することになる。「異常者」は、「正常者」によって構成されている合理的常識性の世界の存立を根本から危うくする非合理を具現しているという理由によって、その理由によってのみ、日常性の世界から排除されなくてはならないのである。そしてこの排除を正当化する根拠は、「正常者」が暗黙のうちに前提している生への意志にほかならない。

　生の欲求、存在への意志が「異常者」を「正常者」の世界から排除する。このことは次のようにも考えることができる。「正常者」の世界の相互了解性を可能ならしめている常識は、それ自体の内部において「非常識」を排除する働きを含んでいる。「常識―非常識」の対概念は、「合理―非合理」の対概念とまったく同様に、みかけ上の反対語である。つまり、ある行為やある思想を「非常識」とみなして、これを常識に対立せしめる法廷は、それ自体常識の立場に立っている。「常識―非常識」の対概念は、それ自体、常識の立場においてみられた対概念である。これと同じ意味で考えられる対概念には、そのほかに「自―他」、「有―無」、「生―死」などがある。これらすべてに共通して、後の項は前の項の立場に立って、前の項の否定としてのみ規定されうるものであって、この関係は決して逆転を許さぬものである。私たちは、自を「他ならざるもの」として、有を「無ならざるもの」として、生を「死ならざるもの」として規定することはできない。これらすべてに共通していえることは、前の項が生命的原理の側にあり、後の項はそれの否定の側にあるということである。これらの対概念の間にみられる奇妙な一方通行的関係は、けっして形式論理的に説明のつくことではない。それは私たちが生きているということ、私たちの生がそれ自身の存続を求めているということ、このいかんともしがたい生への意志の中に深く根拠づけられている。

だいたい、常識というものがどのようにして形成されるのかを考えてみるならば、それがある社会全体の中で人びとがより合目的的に生命を維持しうるための、いわば「生活の智恵」としてにほかならないことが容易に理解できる。このような意味での常識は、そもそも生物が複数で共同体を形成して、この共同体の中で生存の道を求めようとしているところには、くまなく成立するものであろう。常識とは共同的生存の必要上、生存への意志それ自体によって生み出されてきた理法なのである。だからこそ常識は、生存欲求の基本公式1＝1をみずからの「世界公式」として採用したのであろう。そしてこのような常識は、きわめて鋭敏な感覚を身につけて、共同的な生命的現実をすこしでも脅かすような非常識を、用心ぶかくしかも徹底的に共同体から排除する監視者の役割を帯びるようになったのであろう。しかもそのさい、常識にそなわっている鑑識眼は、その非常識がなお常識の支配下にとりこまれた、いわば基本的には常識的見地からなされた単なる「誤り」としての非常識であるのか、それともそれの存在が常識の存立を根本的に否定し、独立の支配権を要求するような真の非常識ないし反常識であるのかを、ただちに見わけるだけの鋭敏さを有している。そして前者に対しては、常識はその「誤り」を正すことによって常識的合理性に復帰させようと努力するだろうし、後者に対しては、これを徹底的に排除しようとするだろう。精神医学が「精神分裂病」の名のもとに理解している異常な事態こそは、この後者の代表的な実例なのである。

だから、分裂病者によって代表されている異常者に対する社会の側からの差別や排除の問題は、現在あちこちで論じられているほど単純なものではない。現代の世論は一般に、精神異常者に対する差別を撤廃し、彼らを社会の共同生活の中へ迎え入れようとする方向で動いている。しかし、この運動が単なる感傷的ヒューマニズムの立場からなされるものであるならば、それは事態の真相をまったく理解しないばかりか、偽善的自己満足以外のなにものでもないところの無意味な運動に終わらざるをえない。「異常者」を真の意味で私たちの仲間として受け入れようとするためには、私たちはみずからが日常なんの疑問もなく自明のこととして受け入れている自己の生存という現実を、あるいはそもそも「生きている」ということの意味を、もう一度あらためて問いなおしてみるだけの勇気を持たなくてはならない。生の事実を盲目的に、無反省に肯定する立場からは、「異常」の差別に対する反省は不可能なのである。

10　異常の根源

異常の意味を問いつづけてきた私たちの考察は、結局のところ、私たちそれぞれがそれの構成員であるところの「正常」の世界、つまり常識的日常性の世界の構造を、それの正当性に関してあらためて問いなおすという要請へと導かれることになった。私たちが自明のこととして無反省に受けとっている「正気」の概念は、みずからが拠って立っている常識的合理性を脅かすいっさいの可能性を、「狂気」の名のもとに排除することによってのみ存続しうるような、きわめて閉鎖的で特権的な一つの論理体系を代表するものにすぎないことが明らかとなった。しかもこの独善的な論理体系がみずからを「正常」と僭称しうるための唯一の根拠は、私たち人間が生存を求めているというこの単純な事実の中にしか見い出されえないのである。日常性の正常さを保証する基本公式は、そのまま私たちの生存への意志の基本公式でもあった。

しかし私たちはここで、この論理は私たちの生存への意志の論理ではあっても、生命そのものの実相をあらわした論理ではないことに注意しておかなくてはならない。私たちは本書の冒頭で、自然そのものがいかに非合理なものであるかを見ておいた。自然を合理的だとみなすのは、近代合理主義において頂点に達する合理的自然観から生まれた誤った偏見である。生命についても、これと同じことがいえる。生命それ自体はかぎりなく非合理のもの、合理と非合理との（それ自体合理的にのみ考えうるような）区別を根本的に超越したものである。ただ、それが個々の生物体の生存性として具体的・個別的な姿をとって顕現してきた場合、これを人間の頭脳が合理性の基礎として捕捉するにすぎない。個別的な生存の事実と生命一般の実相とは、あきらかにまったくことなった次元の上にある。

さきに私が「生存への欲求」、「生命への意志」といったのは、まったくのところ、この個別的に顕現した生存性の保持をめざした欲求や意志のことにほかならなかった。他の生物体においてもおそらくそうであるように、人間はみずからが「この世に生をうけている」ことと、個人として生きていることを、可能なかぎり永続的に保持しようという強い傾向を有している。この傾向だけに関してみれば、人間どうしの間でも、自分以外の他人は大なり小なり自己の生存権を制約する敵とみなされなくてはならない。しかし、このようないっさいの制約をすべて敵視して、ひたすら自己自身の生存のみを求めるということは、そのまま逆に自己の生存の否定に到達せねばならないことは、火を見るよりも明らかなことである。複数の人間が集団を形成している場合、他人による自己の生存欲求への制約を容認するということこそが、むしろ自己の生存を保持するための必要条件となる。このようにして、共同体ないし社会といわれるものは、その構成員のひとりひとりが元来無制約のものであるべきはずの自己の生存欲求を、共同存在という目的のために部分的に制約することによってのみ成立する。その形式や内容は時代や文化によってさまざまにことなるとはいえ、およそ人間が共同生活を営むかぎりにおいてそこに成立しているはずの共通の規範、つまり常識は、このようにして一段と高次の意味での生命への意志によって形成されたものと考えてよい。

社会的存在概念としての「全」と「一」

共同体の中で自己の生存欲求を制約し、他人の生存欲求から来る自己のそれへの制約を是認するという態度は、自己が他人のひとりひとりについて、自己が有しているのと同一の力価を認め、自己がそれであるのと同一の存在を認めるということによってのみ可能となる。つまり他人のひとりひとりを自己がそれであると同じ一つの単位とみなすこと、逆にいえば自己自身をも他人のひとりひとりがそれであるのと同じ一つの単位とみなすことによってのみ、共同生存は成立しうる。自分が「一人」であると同様に他人のそれぞれも「一人」であり、他人のそれぞれが「一人」であると同様に自分も「一人」である。ここにはじめて「一」という概念が出現してくる。「一」という概念は、けっして抽象的な数学的概念ではない。それは、自己の生存を保持するために他人との共同生存を可能ならしめるという、人間共同体の基礎理念を表わした社会学的概念なのである。

「一」が他人の共同存在を認めた自己の存在概念であるとするならば、元来の無制約的な生存への欲求を具現した自己の存在概念は「全」である。「全」の概念は自己自身以外のなにものをも知らない。「全」はいっさいの他を認めようとしない。したがって「全」は、他との区別における自己とはいいえない。それはいわば、他人をまだまったく他人として認知しえず、世界を現実として客観視しえない生まれたばかりの赤ん坊の状態を表わしている。赤ん坊が徐々に母親を自己ならざる他人として識別し、自分の行動に対して種々の抵抗を提供する現実を世界として知覚し、ここからしだいに他のいろいろな人物や事物を認知し、それにともなって自分自身をも一個の存在として自覚するようになるにつれて、赤ん坊は「全」としての存在から「一」としての存在に移るようになる。しかしこの「一」は、あくまで「全」に支えられ、「全」を基盤としてのみ「一」でありうる。事実また、「一」はみずからを「一」として自覚する場合を除いては、いかなるときにも「全」に還帰する。幼児における社会性の発達はいろいろな角度からとらえることが可能であろうが、私はこれを「全」と「一」との弁証法的展開としてとらえてもよいのではないかと考えている。

「一」である自己が自己自身である自己を「一」として自覚するとき、「一」はもはや単純で未分化な「一」にはとどまりえない。自己が自己を他ならざる自己として自覚するということは、「一」が「一は一にひとしい」という事態へと発展することを意味する。1＝1にまで発展する前の単純未分化な「一」は、その本質において「全」となんら変わるところがない。「一」とはすでに潜在的に1＝1への展開を含み、それでなくては「一」とはいいえないような概念であるとはいえ、この展開がまだ成就されていないあいだは、つまり「一」がまだ完全に「一」になりきっていないあいだは、帰するところ「全」とえらぶところのない無差別的全体である。1＝1への展開が、はじめて「一」を「一」として可能にする。1＝1は「一」の自己実現である。さきに1＝1は自己が自己であるということによって成立するといったのは、結局のところこの意味においてにほかならなかった。

もしも、分裂病〔現在の呼称では「統合失調症」〕とよばれる精神の異常が、このような「一」の不成立、自己が自己であることの不成立にもとづいているのだとすれば、私たちはこのような「異常」な事態がどのようにして生じてきたのかを考えてみなくてはならない。ただしそれは、なんらかの身体疾患の原因的病変を模索したり、これを遺伝的、先天的なものとみなしてその遺伝法則を求めたりするのとは根本的に違ったことである。私たちがさぐろうとしているのは、私たち「正常人」、「常識人」が自明のこととしているこの1＝1の基本公式が、分裂病者といわれている人たちにとってはどうして自明のことではないのか、ということである。右にも触れたように、生まれたばかりの子供にとってはすべてが「全」であって、これがやがて幼児の「自己」の確立とともに「一」の概念に移行するものだとすれば、分裂病者と「正常人」との違いは、この「全」から「一」への発展過程のうちにあるのにちがいない。もともとは「正常人」と同じように「全」の状態にあった分裂病者が、どうして「一」としての自己を確立することができなかったのだろうか。

家庭環境の問題

分裂病者の育ってきた家庭環境を症例ごとに仔細に調べてみると、そこにひとつの非常に顕著な特徴を見い出すことができる。これを一言でいえば、私たちがふつうに人と人との間の相互信頼とか相互理解とか呼んでいるものが、こういった家庭の対人関係の中にはあまり認められないか、あるいはふつうの感覚からいうとたいへんにゆがんだ形でしか認められないかのどちらかだということができる。本書でこれまで見てきた諸症例についても、このことははっきりいえそうである。

たとえば第四章に引用した症例（五六頁以下）では、患者の父親は酒飲みで競輪、競馬にこって家庭をかえりみなかった。しかし、このこと自体を患者の分裂病と直接に結びつけることはできない。こういった父親は分裂病者の家庭以外にも多くみられるだろうからである。この患者の場合にもっとも問題になるのは、母親がこのような父親に対して終始拒否的な態度をとり、遂には患者を連れて離婚してしまったということ（このような母親の性格そのものが父親を家庭から遠ざけ、酒や賭けごとに走らせた真の原因であったかもしれぬ）、母親が彼女の夫から味わった失望を一人息子の患者によって埋めようとして、彼に対して一見自己犠牲的で悲愴味すらおびた過度の愛情を向けたことのほうであったろう。彼女の患者に対する「愛情」は、患者からいっさいの自主性を奪いさる「暴力的」ともいえるものだった。そこには息子への人間的信頼のひとかけらもなかったし、息子の立場を理解するなどということは、彼女にとってはおよそ考えられないことだったように思われる。この母親には、他人を信頼し、他人の立場を理解するという能力がもともと完全に欠けているようであった。父親はおそらく気の弱い、妻に頭のあがらない男だったのだろう。そしてこの両親のあいだは、患者が生まれたばかりのころからすでに、致命的な不信と無理解によってみたされていたのであろう。

第五章の症例アンネ（六四頁以下）についても、形式的には同じことがいえるようである。ここでもやはり父親は家族をかえりみず、他に女を作って離婚している。しかし、アンネの母親は第四章の患者の母親とはちがって、奇異の感を与えるほど冷静で客観的な女性だったという。第四章の患者が母親の「暴力的な愛情」によって完全に支配しつくされて、母親に対する客観的な見方ができなかったのに対して、アンネの母親に対する見方はきわめて批判的であった。これはあるいは、男の子と女の子との相違によるのかもしれない。しかし、両者に決定的に共通している点は、この症例においてもやはり認められる相互の無理解である。母親からの陳述とアンネ自身の回想とは、「客観的事実」に関してはよく一致しているものの、アンネの内面生活に関しては大きなくい違いを示している。母親は娘の心の中の動きをまるで理解していない。このことは「お母さんの考えかたは違うんです。私はそれでだめになってしまったんです」というアンネ自身の言葉が、なによりもよく物語っている。

第六章の患者（九五頁以下）の場合には、前二例とはちがって、母親が病死するまで、すくなくとも外面的には非常にととのった家庭が保たれていた。母親はやさしい女性的な人といわれているが、実際にどんな人物であったのかはよくわからない。母の死は患者の分裂病発病そのものとは結びつけて考える必要はなさそうである。ここでもっとも問題となるのは、父親がまったくゆうずうのきかぬ人物で、くだけた話や家族の団欒とは無縁な存在であったことだろう。一般的にいって、分裂病者の両親には教育者、法律家、宗教家といった職業の人がかなり目立つ。そしてそれらの親は、自分の職業から習慣化して身についている一種の既成観念、それもかなり形式的で一律のモラルのようなものを家庭生活の中に持ちこむ傾向をもっている。彼らは自分の家族に対しても、人間対人間の相互信頼や相互理解によってではなく、自己の信条や思想によって接しようとする。自分の子供が実際にどんな人間であり、どんなことを考えているかということよりも、人間とはかくあるべきもの、こう考えるもの、という観念的判断のほうが優先する。こういった人たちは、教育や法律や宗教といった職場では、それなりにかなりの能力を発揮するだろう。しかし人の親としては、彼らは最初から無資格者なのである。

第八章の患者（一二四頁以下）の家庭も、分裂病者としてはひとつの典型的なパターンを示している。つまりここでは、母親が女学校を出た勝気で虚栄心の強い女性であるのに対して、父親は小学校しか出ていない神経質な小心者であり、婿養子という身分からも、妻に対して頭があがらない。このように父親の影が薄くて母親が絶対的な支配権をふるっている家庭は、特に男の子供に対しては非常に危険な影響を及ぼすものである。男の子は父親から男性としての力強さと能動性とを学びとり、母親からは自分を受け入れてくれる女性のやさしさと受動性を感じとりながら男性として成長するものである。ところがこの症例に代表されるような逆転した夫妻のパターンから生まれた男の子は、いわば男性としての自己像を確立することができないままに思春期を迎えなくてはならないことになる。この男性としてのアイデンティティーの危機に加えて、この症例においてもまた、致命的ともいえるような相互無理解と感情の冷たさとが、あまりにも明白にみとめられる。

分散型家族と密着型家族

分裂病者を育ててきた家庭の具体的な家族像はもちろん千差万別であって、これを一つの型にはめて論じることにはつねに大きな危険がともなう。しかし、この危険をあえておかして類型化を試みるならば、そこには大きくわけて二つの対照的な家族像が浮かびあがってくるようである。私はこれをかりに「分散型」および「密着型」となづけておいてよいと思う。

「分散型」の特徴は、家族成員間、ことに両親相互間および両親と子供との間にあたたかい人間的共感がほとんどみられず、家族のひとりひとりが勝手に自分だけの世界に生きているように見えることである。ここでは家族間の相互信頼と相互理解は文字通り欠如していて、「家族」とは惰性的同居集団以外のなにものでもないようにみえる。しかし、もしここでほんとうに家族のひとりひとりが勝手に自分だけの世界に生き、家族が実際に惰性的同居集団以外のなにものでもないのならば、むしろそこからはなんの問題も生じず、分裂病者が発生することもなかっただろう。問題はむしろ、このような外見上の「分散」が、家族のひとりひとりに対して、ことにそこで育ってくる幼い子供に対して、いかに重大な人間的影響を及ぼすかという点にある。「分散型」の家族においては、各成員はけっして真に独立の存在を保持しているのではない。人と人との間の心理的距離が無限に遠いときには、この距離自体が圧倒的な力をもって迫ってくる。私たちはこの距離の遠さに耐えることができない。ここではいわば、家族相互間の無関心が「暴力的」に作用する。

この点で、日本大学の井村恒郎（一九〇六―八一年）教授らのグループによる分裂病家族の研究は興味深い結果を示している。このグループは以前から種々のテスト所見を用いて家族相互間の対人的交流の様相を客観的に分析しようとしており、その結果の一部として、分裂病者の家族成員個人個人の共感能力は非常に悪いのに、当の分裂病者自身はもっともすぐれた共感能力をもっているという結論に達している。分裂病がことに対人的共感能力をおかす病気だという因襲的な見解からみると、この結果はきわめて意外なものとして受け取られるだろう。しかし私は、この結果は正しいと思う。分裂病者とは、各成員が共感能力を持ちあわせないような、相互信頼と相互理解の欠如した家族の中に、「場違い」に一人だけ高い共感能力をもって生まれついた気の毒な人間なのではないだろうか。もし彼自身も、他の家族と同じように共感能力をもちあわせていなかったなら、彼はこのように悲劇的な形で心理的距離を悩み、その「暴力」に屈することはなかっただろう。彼の家族は分散した偶然的同居集団として、すくなくとも表面的には問題なく持続しつづけていたかもしれない。分裂病者は、家族の中でただひとりあたたかい人間的な共感能力を持ちあわせていたからこそ、分裂病におちいらなくてはならなかったのではないだろうか。圧倒的に多くの分裂病者が、幼いときには親孝行ないい子だった、といわれるのも、この推測を裏づける事実であるように思われるのである。

分裂病家族のもうひとつの類型は「密着型」である。この型の家族は、ひとりひとりの家族成員の間の一見きわめてこまやかな愛情の交換を特徴とする。そこではおたがいがおたがいの人格を完全に信頼し、おたがいの立場を完全に理解していると思いこんでいる。事実、ひとりの身のうえになにかの不幸がおきると、他の家族もそれをまったく自分自身の身におきた不幸のように感じとり、一体となってこの不幸をなげくのである。相互間の共感能力はこうして一見きわめて高いように思われる。しかし、この相互信頼と相互理解も、実はまったくの外見にすぎず、虚構にすぎない。このような家族が過度の愛情と関心とを交換しあうのは、実はそこに真の信頼と理解が存在しないからである。私たちは、たがいに信頼し理解しあっていない他人と向かいあって、二人の間に長時間の沈黙が続くことには耐えられない。真の沈黙はただ深い信頼と理解の存在を前提としてのみ可能である。「密着型」の家族にあっては、愛情と関心とが相互の心理的な遠さから来る不安を隠蔽するために用いられている。心理的な遠さがこのようにして心理的な近さの外見をとったとき、隠蔽された不安はやがていっそう破壊的な作用を及ぼすことになる。ここでもまた、そのような家族の中に生まれ、育ってくる幼い子供がこの破壊作用の犠牲者となる。子供は親の「愛情」によって完全に自己の立場を奪われる。ここではいわば、愛情と関心とが「暴力的」に作用する。そこに生まれてきた子供が、このような虚構的な相互理解に耐えられないような、真の共感能力を持ちあわせていたとしたならば、その結果はいっそう深刻である。そして、そのような子供はやがて分裂病者への道を歩むことになるだろう。

すべての類型化がそうであるように、私たちのこの二つの類型も、実際の症例にはけっして一義的にはあてはまらない。多くの症例において、この二つの類型の特徴が同時にかねそなえられている。私たちはむしろ「分散」と「密着」とを、相互信頼と相互理解の欠如をもたらすような二つの原理と考えて、それぞれの具体的な家族には、この二つの原理がいろいろの割合でいっしょにはたらいているものと考えたほうがよいかもしれない。

たとえば私たちの第四章の症例においては、父親と母親との間はきわめて分散的であるのに、母親と患者との間はきわめて密着的である。おそらく、この家族の本来の特徴は母親によって代表される密着性にあったのだろう。そして父親は、この密着性に耐えることができないで、みずからこの家族を離脱したのであろう。私たちの患者は、幼いころからこの母親の暴力的愛情に屈服して自己を見失い、分裂病者としてしか彼女から独立することができなかったのであろう。しかもこの母親は、息子が分裂病にかかった後までもなお息子の真の苦悩を理解することができず、一方においては自己の一見「献身的」な愛情をいっそう強化することによって息子の独立の試みを無効にしようと必死に努力する反面、一方においては事態の変化にただおろおろと狼狽するのみでなんらなすところを知らないのである。私がこの患者の事態が重大なものであること、放置すれば自殺の危険があることを告げたときにも（事実、患者は入院直前に真剣な自殺を試みている）、母親は動揺しながらもかたくなに自分の方針を変えようとせず、入院に反対しつづけ、「この子が死ぬのなら、私も死ぬのですからそれでいいんです」という、きわめて自己中心的な「愛情」を強調していた。ところがいったん患者を入院させてしまった母親は、一転していっさいの責任を主治医に転嫁し、「先生が入院させたのだから、完全にもとの息子にかえって、絶対に再発しないという約束をしてくれるまでは病院にあずかってほしい」という意思表示を面会のたびに表明している。この母親にとっては、息子が精神病であるという事実をそのまま受け入れることは絶対に不可能なことなのである。

このようにして、主として分散の原理に支配された分散型の家族にせよ、主として密着の原理に支配された密着型の家族にせよ、分裂病者を育てるような家族のすべてに共通して認められる特徴は、私たちの社会生活や対人関係を円滑なものとしている相互信頼、相互理解の不可能ということだといえるだろう。この相互信頼と相互理解こそ、いわゆる常識的日常性によって構成された社会生活の基本ルールなのである。これまで述べてきたように、常識的日常性は元来無制約なものであるはずの生命への意志を制約することによって共同生存を可能にするという目的に向けられている。各個人がみずからの自己を「一」として規定するのも、この要請にしたがってのことにほかならない。各人が自己を自己として経験しているのは、けっして個々の人間の恣《し》意によることではないとはいえ、宇宙全体からみればなんらの必然性も持たない、便宜上のことにすぎない。しかし、この要請に従う能力、つまり常識的日常性の世界に安住する能力は、この相互信頼と相互理解のルールを十分に受け入れることによってのみ身につけることのできるものである。

個別化の不成立

家族間にこの基本的な信頼と理解が十分に存在しない場合、そこに生まれあわせた子供は、生まれたばかりの「全」としてのありかたから「一」としての自己を十分に発展せしめることができない。しかし、他者に対して自己を自己として保持するという機能は、おそらくはこの基本的で先験的な相互信頼や相互理解が稀薄である場合にも、経験的次元における知的操作によって、かなりの程度まで、ときにはきわめてみごとに偽装されうるもののように思われる。R・D・レイン〔一九二七―八九年〕（『ひき裂かれた自己――分裂病と分裂病質の実存的研究』』みすず書房〔阪本健二・志貴春彦・笠原嘉訳、一九七一年、『引き裂かれた自己――狂気の現象学』天野衛訳、筑摩書房（ちくま学芸文庫）、二〇一七年／原著一九六〇年〕）は、このような「偽自己の体系」についてのすぐれた考察をおこなっているが、分裂病者が育てられたのと同じ家族内にあって遂に分裂病におちいることをまぬかれている人たちは、多かれすくなかれ堅固で容易にこわれない偽自己の体系を作りあげていると考えてよい。あるいは、分裂病者を育てるのは、ほかならぬこのような偽自己が真の基本的な自己の不在を代償しているような家族だといってもよいだろう。

このような家族の中に生まれあわせた子供の一人が、井村氏らの指摘するようにたまたま特にすぐれた共感能力をそなえていて、そのために家族の中で彼ひとりが冷たい偽自己の仮面を堅固に作りあげることに失敗したとする。そのような子供が成人して、やがて彼の自己としてのありかたが根本的に問われるような関門にさしかかった場合、彼は他の兄弟たちのように巧みに偽自己の体系をはたらかせてこの危機を乗り切るということができない。もともと家族内の相互信頼と相互理解の欠如のために十分に発展することのできなかった彼の自己は、たちまちその弱体さを露呈することになる。「一」は「一」としての単一性を保持することができず、1＝1の基本公式は根本から危機に瀕する。自己の自己としてのありかたが根本的に問われるというこの種の危機的な関門が最初におとずれるのは、ほとんどの人にとっては思春期における異性との交際においてであろう。分裂病の大部分がそのような契機から「発病」することは、疑うことのできない事実である。

しかし、人はこのような一時的な危機状況から、いわば心因性的に分裂病に「罹患」するのではない。分裂病者に固有の「自己の個別化の不成立」という基礎的事態は、それ以前にすでに長い生活史的な由来を有している。あるいはむしろ、彼が場違いに繊細な感受能力をもって生まれてきたという運命が、すでにその時点において彼を分裂病者として規定していたのかもしれないのである。私は、ふつうにいわれている意味での「分裂病性の遺伝」や「分裂病性の素質」は信じたくない。そこにはつねに、なんらかのネガティヴな評価が、つまり「先天的劣等性」のような見方が含まれているからである。私はむしろ、分裂病者とはもともとひと一倍すぐれた共感能力の所有者であり、そのために知的で合理的な操作による偽自己の確立に失敗して分裂病におちいることになったのだと考えている。そのようなポジティヴな意味での「素質」ならば、十分に考えられることだろう。

分裂病治療の意味

本来ならば、ここで分裂病の「治療」の意味について論じなくてはならないはずである。しかし、私にはそれを具体的に論じる自信がまだない。分裂病がふつうに考えられているような意味での「病気」でないことは確かである。第二章にも述べておいたように、「病気」の概念は「健康」の対概念として、「常態からの逸脱」を意味している。ところが分裂病者の場合、彼の「常態」とはいったいなにをさしていわれることなのだろうか。これまで見てきたように、分裂病が幼児期の家族関係の中から発生してくるものであり、思春期に至って決定的に表面化してくるものであるとするならば、分裂病者はまさに分裂病者であること以外に彼の「常態」をもたないのではあるまいか。ふつうに友だちと遊びまわっていた思春期以前の時代を「常態」とみなすことも可能ではあるだろう。しかし、子供はけっして大人の常態ではありえない。もしそうならば、初潮をむかえた少女はすべて病的だということになってしまうだろう。

つまり分裂病を「病気」とみなす見方のうちには、暗黙のうちに、さきに述べた「多数者」と「常態」との読みかえがおこなわれ、「異常」から「病的」への意味変更がおこなわれているのである。そこには、異常をなんとかして合理化することによって異常に対する不安をまぬがれようとする、人間の知恵がはたらいているのかもしれぬ。あるいはまた、分裂病を病気とみなしてこれに「治療」を加えることにより、異常を排除する「正常者」のやましさがすこしでも軽減するからなのかもしれない。いずれにしても、分裂病を「治療」しようとする考えの中には、精神異常者に対する常識的日常性の側からの排除的意識がひそんでいることは確かである。

しかしそうはいっても、分裂病者であるということはやはり不幸なこと、気の毒な状態であることに変りはない。だれもみずから好んで分裂病者になりたがる人はいないだろう。だから、もし分裂病者を分裂病者でなくすることが可能であるものならば、あるいはすくなくとも彼の「分裂病症状」を取り去って、彼が分裂病者であることが他人にわからなくなるものならば、そのような「治療」はやはり歓迎すべきものである、と私たちは思う。しかし、この「不幸」とか「気の毒」とかいう発想自体が、結局は私たちの常識的日常性の立場から、つまり正常であることを好ましいとし、異常であることを好ましくないとする立場から出てくる発想であることには変りはない。

しかし、だからといって私たちはどうやって常識的日常性の立場を捨てることができるのか。それはおそらく、私たち自身が分裂病者となることによる以外、不可能なことだろう。私たちは自分が「正常人」であるかぎり、つまり1＝1を自明の公理とみなさざるをえないでいるかぎり、真に分裂病者を理解し、分裂病者の立場に立ってものを考えることができないのではないか。そして私たちが分裂病者を心の底から理解しえたときには、もはやその「治療」などということは問題にならないのではないだろうか。

アメリカの革新的な精神分析家のトマス・サス〔一九二〇―二〇一二年〕は、ふつうの病気がテレビ受像機の故障にたとえられるならば精神病は好ましからざるテレビ番組にたとえられ、ふつうの治療が受像機の修理に相当するとすれば精神病の精神療法は番組の検閲と修正に相当するといっている。しかし、分裂病という番組を「好ましくない」と判断し、これに「検閲と修正」を加える権威を単にそのつどの体制的な社会的規範やそのつどの社会の常識的日常性にのみ求めるのでは、このたとえはまったく陳腐なつまらないものになってしまう。規範が変わり、常識が変わっても、そこにはつねに変らず、規範や常識の側に立つ大多数の「正常者」と、これからはずれた少数の「異常者」との間の緊張関係は残るだろう。この緊張の真の原因は、いかなる種類のものであれ、そのような社会規範と常識が必然的に生み出される源であるところの、個人と社会との生命的次元における矛盾的統一のうちにある。私たちが分裂病者を「気の毒」と感じてこれを「治療」しようとするのも、逆に私たちが「正常性」の虚構を見抜いて「治療」を偽善とみなすのも、すべてこの生命的次元における矛盾的統一に由来するものなのである。

分裂病を「病気」とみなし、これを「治療」しようという発想は、私たちが常識的日常性一般の立場に立つことによってのみ可能となるような発想である。そして私たちは、みずからの個体としての生存を肯定し、これを保持しようという意志を有しているかぎり、しょせんは常識的日常性の立場を捨てることができない。私たちにできるのはたかだかのところ、この常識的日常性の立場が、生への執着という「原罪」から由来する虚構であって、分裂病という精神の異常を「治療」しようとする私たちの努力は、私たち「正常者」の側の自分勝手な論理にもとづいているということを、冷静に見きわめておくぐらいのことにすぎないだろう。

あとがき

本書の執筆を約束してからすでに二年あまりの期間が経過している。本書に述べたことの大筋は、私自身すでにかなり以前から感じていたことであったけれども、最近の精神医学の内部における一連の革新的な主張、ことにそれが学問的思想の形をとった「反精神医学」の動向は、私自身の内部にあったかずかずの疑問を決定的に表面化させることになった。私が執筆にとまどっていたのは、この激動の中にあって私自身の立脚点を見い出すことが大変に困難なことであったからである。

私たちが西欧諸国から受け継いできた従来の精神医学がその根底において間違っているということ、このことだけは最初から確かなことのように思われた。しかし、これに対する闘争として出現した反精神医学の主張も、最初受けた印象ほどには単純に納得しにくいものであることも、次第に明らかとなってきた。つまり、反精神医学がその特徴としている常識解体をどこまでも首尾一貫して押し進めれば、それは必然的に社会的存在としての人間の解体というところまで到達せざるをえず、したがってまた、個人的生存への意志という、生物体に固有の欲求の否定に到達せざるをえないはずだからである。反精神医学は、自己自身を徹底的に追求すれば、窮極的には反生命の立場に落ち着くよりほかはない。

したがって本書は、最初意図された反精神医学的な構想とはうらはらに、いわば反・反精神医学的な色彩をも帯びることになった。かつてクルト・コレ〔一八九八―一九七五年〕は、精神分裂病〔現在の呼称では「統合失調症」〕を「デルフォイの神託」にたとえた。私にとっても、分裂病は人間の智恵をもってしては永久に解くことのできぬ謎であるような気がする。分裂病とはなにかを問うことは、私たちがなぜ生きているのかを問うことに帰着するのだと思う。私たちが生を生として肯定する立場を捨てることができない以上、私たちは分裂病という事態を「異常」で悲しむべきこととみなす「正常人」の立場をも捨てられないのではないだろうか。

私は本書を、私が精神科医となって以来の十七年余の間に私と親しくつきあってくれた多数の分裂病患者たちへの、私の友情のしるしとして書いた。そこには、私がしょせん「正常人」でしかありえなかったことに対する罪ほろぼしの意味も含まれている。

一九七三年六月

木村　敏

解説

渡辺哲夫

一

木村敏氏の著作の刊行は『自覚の精神病理――自分ということ』（紀伊國屋書店（紀伊國屋新書）、一九七〇年）で開始され、『人と人との間――精神病理学的日本論』（弘文堂、一九七二年）を経て、いま新たに講談社学術文庫に収められることになった『異常の構造』（講談社（講談社現代新書）、一九七三年）と続き、以後、二〇一〇年の自叙伝的作品『精神医学から臨床哲学へ』（ミネルヴァ書房）にまで至る。おおよそ四〇年間にわたって二二冊になる（これには対談本二冊と質疑応答本一冊が含まれている。なお上記自叙伝的作品の刊行後も講義録一冊、論集一冊、対談集全二巻と刊行が続いている）。加えて、フランス語訳、ドイツ語訳、イタリア語訳が各一冊あり、これらとは別に『木村敏著作集』全八巻（弘文堂、二〇〇一年）が出版された。

単著に限らなければ、これら以外に、多くの大著翻訳本、多くの編著書、多くの欧文論文、多くの邦文論文がある。その執筆は数量的に目を見張るべきものだが、質的な豊かさと深さにおいて、精神病理学者の創造性として、世界的に見ても、恐らく空前絶後であると言っていい。

野家啓一氏は「木村精神病理学」の展開を三つの時期に分けた（木村敏『自己・あいだ・時間——現象学的精神病理学』筑摩書房（ちくま学芸文庫）、二〇〇六年、「解説」）。右に挙げてきた第一期（初期）の単行本に『分裂病の現象学』（弘文堂、一九七五年。のち『新編分裂病の現象学』筑摩書房（ちくま学芸文庫）、二〇一二年）を加えた論攷を「あいだ論」の時期に属せしめ、第二期（中期）を『時間と自己』（中央公論社（中公新書）、一九八二年）や『直接性の病理』（弘文堂、一九八六年）などを含む「時間論」論攷の時期のものとし、さらに第三期（後期）として『生命のかたち／かたちの生命』（青土社、一九九二年）に始まる「生命論」論攷の時期を設定している。この第三期（後期）に至って木村氏はヴィクトーア・フォン・ヴァイツゼカー（一八八六—一九五七年）の生命論的医学と正面から対峙することになったとされている。

もちろん、このような区分は不自然であり、各時期の各論攷は相互に浸透し合いつつ深化していくのが実情だが、それでも一応三時期に分ける野家氏の考えは妥当であり読者の理解に資すると思われる。二〇〇〇年の頃と記憶するが、京都の街を散歩中、木村氏が「私の師はヴァイツゼカーなんです」と晴れやかな表情で断言していたのを思い出す。午前中には研究室でその著作である『パトゾフィー』（一九五六年）の古風な原著と試訳原稿を見せてもらっていたのに、「ヴァイツゼカー」の名の出現に少し唐突の感を抱いたのは不思議なことだが、氏が臨床医であり各症例の直感的理解をいかに重視していたかを思うと、「後期」に至って益々力強く「木村精神病理学」を導いていたのは、西田幾多郎体験でもハイデガー存在論でもなく、まさしく神経科の臨床医ヴァイツゼカーの生命論だったと改めて納得せざるをえなかった。そして、ヴァイツゼカーの『ゲシュタルトクライス』の翻訳本（濱中淑彦と共訳、みすず書房）の刊行が既に一九七五年になされていて、野家氏の区分によればこれは「初期」に属するのだから、ヴァイツゼカーと木村氏という「師／弟」の精神的交流は長きにわたって持続していたのである（『パトゾフィー』の翻訳は二〇一〇年にみすず書房より刊行）。

二

さて、野家氏の解説は、「木村精神病理学」の流れの全貌を再確認するにあたって、簡明で、たいへん有用である。だが、ここで一つ興味深い事実に気づく。野家氏が『異常の構造』の名称にも内容にも触れていないことである。もちろん多くの重要な論攷が言及されずに省略されるのは仕方がない。だが『異常の構造』に触れられなかったのは、紙数制限の問題ではなく、少し別の事情だろう。初期のこの著作は、木村氏には珍しく、社会精神医学的な雰囲気を濃厚に帯びているのである。しかもこのモチーフは「木村精神病理学」の持続低音から少しずれている。

野家氏が、その明快な「解説」文において、広義社会思想史的な力作である本書に触れなかったのは当然のこととも言えよう。

ここに、「木村精神病理学」対「反精神医学」の闘争を見て取るか、木村氏と社会精神医学との不調和を見るか、これは読者各位の感性に委ねるべき問題なのかもしれない。肝腎なのは『異常の構造』を書き下ろしつつ、「精神異常と倫理性（あるいは社会規範）」との内奥関連は如何という難問を回避せず、木村氏が徹底的に追究した、その覚悟をみることだろう。

＊

木村氏は昨年（二〇二一年）の盛夏、九〇歳の天寿を全うされた。

一昨年秋に贈っていただき、いまも私の手もとにあるヴァイツゼカー『自然と精神／出会いと決断——ある医師の回想』（丸橋裕と共監訳、法政大学出版局、二〇二〇年）という大著が氏の最後の刊行本になるのだろう。

三

木村氏の「初期」の雰囲気についてなお若干付記しておきたいことがある。少し繰り返しになるが、『異常の構造』は、木村氏、四二歳時の著作であり、社会思想史的ニュアンスを帯びている点でやや特異な初期の作品である。

とはいえ、木村氏は、ここに挙げられた初期三部作（『自覚の精神病理』、『人と人との間』、『分裂病の現象学』）の出版以前から既に、本格的な精神病理学者として、名を知られていた。少なくとも私にはよく知られた名前であった。ルートヴィヒ・ビンスヴァンガー（一八八一―一九六六年）の大著『精神分裂病』（一九五七年）の翻訳本二冊（新海安彦・宮本忠雄と共訳、みすず書房）は一九五九年と六一年（木村氏、二八―三〇歳時）に既に出版されていたし、ドイツ語の「離人症」論文は『ネルフェンアルツト』誌に一九六三年、「精神分裂病症状の背後にあるもの」は『哲学研究』誌に一九六五年、それぞれ掲載されていた。

『自覚の精神病理』を読んで驚き、右に記したような多くの氏の仕事に私が向かうことになったのは一九七〇年以降のことである。それゆえ、まだ医学部学生であったころ既に、私は、京都の木村敏というかなり若い精神病理学者に注目していた（最初は大御所ないし老大家だろうと思い込んでいた）。仙台の下宿の部屋で亡き畏友、鈴木茂氏と、モーツァルトのLPレコードを聴きながら「木村敏の仕事」について幾度も論じあったことが懐かしく思い出される。鈴木氏の蔵書だった『自覚の精神病理』を拝借して読みつつ、その本の余白に私がビッシリといろいろな連想やメモ、また傍線などを書き込んでしまい、鈴木氏は読めなくなって、仕方なく私に黙って自分用に二冊目を購入したと聞いたから、結局は借りた本を返さなかった私は、だいぶ興奮して読んだのだろう。

そして、二つの著書、『自覚の精神病理』と『人と人との間』に続いたこの『異常の構造』は、言わば硬質の著作である。後年はいつも哲学と臨床精神病理学の界面《あいだ》に身を置くようになる木村氏のこの『異常の構造』の文章は、ドイツ観念論哲学と精神医学的症例提示の区別が明瞭で、さらには「反精神医学」と言われた、かなり攻撃的な思想および運動との対決が深刻に書かれているゆえに文章が硬質になったのだろう。ドイツ観念論とりわけフィヒテ哲学への言及が多く、これは私にはやや不慣れなものであった。だが、提示された症例記述（木村氏の詳細な三例の自験例、ブランケンブルクの症例アンネ・ラウ）からの引力は強烈なので、流れるように読める。症例を思いながら読むと、「自然な自明性の喪失」と「社会的合理性という規範力の喪失」との次元差がいかに大きいか、いかに異質な事態であるか、しかしいかに有関係であるか、よく理解されるように書かれている。

特に「反精神医学」の運動が嵐のように吹き荒れる緊張感のなかで書き下ろされたものであるせいか、「社会・世間・常識」などの次元と精神医学臨床の次元を往還する文体で書かれていて、木村氏個人の人生の基礎気分（医師としての立ち位置）が目立たずに現れている印象があり、興味深い。木村氏の「反精神医学」的な思索は、「反精神医学」を喚いて暴れていた多くの「反精神医学」の徒の思想よりも、遥かに「反精神医学」的であった、だが沈思黙考に向かいがちな静かな声でもあった……と言っておきたい。

四

例えば、癌を患って余命いくばくもない娘にクリスマスプレゼントとして棺桶を贈った彼女の父親の逸話は、ビンスヴァンガーが挙げた症例としてよく知られているが、ここには理屈では解けないグロテスクで陰惨な「おかしさ」が漂う。精神分裂病（統合失調症）者の言動から発散されるこのような「おかしさ」すなわち理解できない「異常・非常識」の意味がまず問われる。この「非常識」は「常識」の反対語ではない。もっと暗く不気味な、われわれをひどく絶望的にさせる雰囲気がこの「非常識」にはこもっている。この「おかしさ」は言葉になりにくい。それは「社会・世間・常識」を超越した、異次元の「おかしさ」であるゆえだろう。

ともかく、こうして木村氏は「常識」とは何か、を問う。言わば、人間社会の「規範」としてその都度すでに自明に生きられてしまっている「常識・感覚」の根拠を問うのである。「常識」はもちろん英語では「コモン・センス」である。「一般の意味・一般の感覚」という言葉である。この背後には「センスス・コムーニス」というラテン語が息づいていて、「共通の意味・共通の（共有されている）感覚」という意味を含み持つ。さらに、このラテン語の深層にはギリシア語の「コイネー・アイステーシス（共通感覚）」が潜んでいる。こういう語源学的思索から、「常識」は元来が、五感などと言われる「特殊感覚」の遥かな深部に根を張っている「生存実践としての共通感覚」に淵源を有するものだと考えられる。換言すれば、「観照・認識」のためでなく「生存・行為」し続けるために必須の「感覚」こそが「共通感覚」なのである。

木村氏は書いている。

> 私たちが認識的な態度をやめて実践的な態度で世界とのかかわりをもつようになるとき、私たちはそれぞれの自己自身の世界から共通の世界へと歩みよることになる。（「共通感覚から常識へ」の節参照）

ここで注目すべきは、目立たぬ書き方で「実践的」、「かかわり」、「共通の世界へ」と記されていることだろう。

既にして、「あいだ」が「行為的直観」(西田幾多郎)の場所であることが暗黙のうちに示唆されている。「(人と人との)あいだ」が、「個別的主体性」と「集団的主体性」の「あいだ」でもあり、この「あいだ」は「個々の生命体」と「(不死の)生それ自身」との「根拠関係」(ヴァイツゼカー)に等しい旨も密かに書き込まれている。例えば集団でもって美しい幾何学秩序を形成しながら飛び行く個々の渡り鳥の連想……。あるいは、糸の切れた凧のように迷走乱舞する(孤独な生き物の)光景の連想……。

つまり、「木村精神病理学」において、「あいだ」は、哲学的観照のための概念ではなく、純粋に「実践的・行為的」な熱気充満の場所、生きられ直感されるしかない場所なのである。ハイデガーのいう「存在論的差異」も根拠的存在と個々の存在者の「あいだ」を語る言葉だが、これが木村氏によっていきいきと言い換えられ「生命論的差異」へ、危機と転機の論へと展開されていく。ここで、「差異=根拠関係=共通感覚の場所=あいだ」であることは言うまでもない。解り易さを求めて少し乱暴に言うなら、その都度に生きられている根拠たる「差異=あいだ」から派生的・二次的に「私」と「世界」とが生まれ出てくるのであって、逆ではないということである。

かなり圧縮して書いてしまったが、こうして見ると『異常の構造』を擱筆した時点で、壮年期の木村氏は既に以降の(特に三大内因性精神病に関する)「木村精神病理学」の要所をすべて押さえていたと理解される。

五

さて、「常識・共通感覚」とは、木村氏によれば「相互了解的に規範化された実践的感覚」であり、「センスス・コムーニス／コイネー・アイステーシス」とされる事態において直観的に感じとられ生きられる以外には近づきようがない真理・公理である。そして、そこに存する実践的な「強い規範性」ゆえに精神異常者は「専制的」な権限によって世間ないし社会から排除されてしまう。ここで問題とされる「日常性の公理」への問いかけは、理論的・推論的にわかる「真理」への問いかけではなく、直観的に（その都度の先験的完了態として）生きられ、会得済みとして自覚されるしかないゆえ、世界の構造の最奥根拠への問いかけになる。少なくとも、二〇世紀に「精神分裂病」とよばれた異常性は、そこまで深く問いかけるべく精神病理学者に要求してくる。木村氏は自験例を挙げ、とりわけ詳しくヴォルフガング・ブランケンブルク（一九二八―二〇〇二年）の症例アンネの言葉を日本語に翻訳して提示している。

付記するが、ブランケンブルクのドイツ語原著『自然な自明性の喪失』は一九七一年の刊行であったから、その二年後に出されたこの『異常の構造』における詳しい紹介は読者に衝撃を与えたと思われる。ブランケンブルクと木村氏は深い友情で結ばれた盟友であったゆえ木村氏は症例アンネに関する現象学的探究成果を既に体得していたわけだが、（岡本進、島弘嗣両氏との共訳『自明性の喪失――分裂病の現象学』として、みすず書房から）完訳刊行されたのは一九七八年のことである。

但し木村氏はブランケンブルクの仕事を紹介しただけではない。『異常の構造』という本書の表題から明らかなように、ここでは「常識の構造＝自然な自明性」自体が、言わば成因論的な含みをもって、問われている。すなわち、フィヒテ哲学の最奥の意図、「人間のいっさいの知識の基礎にある絶対的に第一の、端的に無制約の基本命題」の探究が本書では試みられているのである。

ドイツ観念論的に言うなら、常識的日常性は「個物の個別性・個物の同一性・世界の単一性」に依拠しているが、この三つの原理は本質的には同じ一つの事態を意味している。木村氏は自身と患者の会話、「妄想的で支離滅裂な」会話をなまなましく挙げているが、自己と他者たち（の個別性と同一性）、そして世界の単一性が根底から壊れてしまっていることが解る。患者が「表の世界と裏の世界」などと苦心して表現していることからも明らかなように、事態は「単数か複数か？　真か偽か？」という単純な次元の問題ではない。

六

「1＝1でない世界」とされるように、「異常の構造」は「自己同一性についての自明性の喪失」(「世界単一性についての自明性の喪失」とも換言できよう)の苦痛として生きられ訴えられるしかない。毎朝毎朝、視聴覚を、発話や言語理解や一挙手一投足を、全力でもって「最初から始めなければならない」(アンネ・ラウ)、これは地獄の苦痛であろう。「1＝1」の世界と「1＝0」の世界のなかで「もみくちゃにされて、疲れ果てて」しまうのが「自明性」の会得に失敗し続ける患者を刻一刻と襲う宿命だといえよう。

重度離人症状態の虚無と真空の時空に耐えられなくなった人間が、生きようと欲して、一瞬一瞬に欲望空想の世界創造を断続的に行うと、この人間は「妄想患者」と言われる。木村氏は既に「現実の不可能を非現実の可能に変える」ことを妄想生産の動因としていたが、「1＝1」が成り立たない地平にあっては「私はある」と「私はない」が一気に生きられる。また「お父さんお母さんは本当の親ではない。……でも少しぐらい関係あると思いますけど。生んでくれましたから」というような「妄想」が語られる。さらに、私が主治医であった中年男性は「私がここに居ますけど、ここに居ないんです」と無表情のままに語っていた。

こうして「個物の個別性・個物の同一性」を根底から包括する「世界の単一性」が崩壊した時空間を生きる妄想患者は、カール・ヤスパース（一八八三―一九六九年）に従えば「了解不能」の刻印を捺されるが、正確に言うなら、これは、われわれの側に「了解無能力」という刻印が捺されることなのだと木村氏はいう。

「反精神医学」を強く意識する木村氏はさらに書いている。いわゆる「正常人」は、「1＝1」の公式にのみ基づいた思考狭窄に陥り、著しい視野狭窄を生きているのだ、と。言い換えるなら、人間は、「1＝1」の世界へ、合理的思考へと視野狭窄を起こして生きる限りにおいて「正常人」たりうる。「1＝1」の世界、自然科学的合理性の世界は、「自己同一性の自明性」というきつい自己限定ないし規範化によってのみ生起する特異性を帯びている。

それゆえ、「反精神医学」という感傷的な思想、騒乱と破壊を好む社会運動は、「正常人」たちの世界を支配している徹底した合理的規範を破り裂く激しさと不毛性を帯びてくる。

非「常識」の思考と行動を受容し肯定することが「反精神医学」の当為なのである。とはいえ、仮にこの受容と肯定が達成されたとき、いったい何が残されるのか、私はいまだに解らない。

七

ところで、本書の「あとがき」で木村氏自身が「従来の精神医学」は「その根底において間違っている」と断定している以上、「木村精神病理学」は「反精神医学」の一つなのだろうか？　そうではあるまい。なるほど、太古社会から流れてきてエミール・クレペリン（一八五六―一九二六年）の体系とジークムント・フロイト（一八五六―一九三九年）の分析に至った合理的学問とその実践が現代「精神医学」の範例であるならば、木村氏は、「合理的思考と正常の構造」を駆使してきた「精神医学」を肯定できないだろう。だが、「異常の構造」を透視できない「反精神医学」もまた安易には肯定できないのだ。つまり、「木村精神病理学」は、「精神医学」を否定する「反精神医学」をさらに否定せんとする「反・反精神医学」なのである。それゆえ、広大無辺とも言うべき非理性宇宙を肯定受容せんとする「生命論的精神病理学」に向かってゆこうとする木村氏の学問は「精神医学」よりもむしろ「反精神医学」に親和的になることとすらある。

だが、問題がそれほど単純でないことは木村氏が熟知するところである。木村氏は書いている。

つまり、反精神医学がその特徴としている常識解体をどこまでも首尾一貫して押し進めれば、それは必然的に社会的存在としての人間の解体というところまで到達せざるをえず、したがってまた、個人的生存への意志という、生物体に固有の欲求の否定に到達せざるをえないはずだからである。反精神医学は、自己自身を徹底的に追求すれば、窮極的には反生命の立場に落ち着くよりほかはない。（「あとがき」）

この文章こそが『異常の構造』と題された本書の基底流であり、また、執筆動機なのであろう。言うならば、「社会的存在・個人的生存への意志」を否定し「社会規範の消去・人間の解体」へと突き進む「反精神医学」の奔流を認めることは、「死の欲動」（フロイト）に予め屈服することに帰着してしまう。フロイト自身がその晩年に至って、「生の欲動」と「死の欲動」の闘争の中で途方に暮れてしまった経緯を知るならば、「反精神医学」の徒のセンチメンタルな叫び声と浅薄な行動の本性が理解されよう。
『異常の構造』とされた本書の最後の文章が、「（…）生を生として肯定する立場を捨てることができない（…）私たちは分裂病という事態を「異常」で悲しむべきこととみなす「正常人」の立場をも捨てられないのではないだろうか（…）私がしょせん「正常人」でしかありえなかったことに対する罪ほろぼし（…）」という、疲れ果てたような独白で終わってゆくことは、人智を超えた問いかけを続けた木村氏を襲った必然的帰結なのだろう。

たとえば、私自身は、多くの統合失調症者が、「治って働きたい、社会人に戻りたい、経済的に自立したい、給料を貰える人間になりたい」と痛ましいほどに切望して苦しんでいるのを知っている。彼らが「精神医学」にワラにもすがる気持ちでいること、「反精神医学」を叫ぶ者たちの偽善と欺瞞、感傷的過ぎる自己陶酔を見抜いていることを知っている。もちろん、木村氏も同感であったろう。

本書は、精神医療に従事する者から社会人一般までを支配する、それどころか病者自身とその家族の願望をも支配している、脱出不可能な「差別の迷路」の存在を証明し続ける。

八

本書の社会精神医学的傾向は必然的にこの論攷を「分裂病」の「治療」論にまで導かざるをえない。だが木村氏の思索はますます苦しいものになってゆく。

「世間一般の「正常人」は、本来自分たちよりもはるかに自由闊達な論理構造を駆使する分裂病者たちを「異常者」として差別し、自分たちの社会から排除してはばからない」と考える木村氏は、「(…)分裂病を「治療」しようとする考えの中には、精神異常者に対する常識的日常性の側からの排除的意識がひそんでいることは確かである」と考えを進める。そして、ついには、「正常の構造」は、われわれの「生への執着という「原罪」から由来する虚構」だと結論づけざるをえない。

絶えず「負い目」を感じて「治療」し、生きてゆかねばならないのが、「精神医学」の欺瞞と感傷に、そして強烈な必要性に気づいた者の宿命である。

「木村精神病理学」には常に「反・木村精神病理学」がダブルバインド的に付きまとう、……これが本書の、書かれなかった結語なのかもしれない。


（精神科医）

本書の原本は一九七三年に講談社現代新書として小社から刊行されました。〔 〕は編集部による注記を示します。なお、本書には現在では差別的とされる表現が含まれていますが、著者が故人であること、差別を助長する意図はないことを考慮し、原本刊行当時の慣行に則った文章のままとしました。

木村　敏（きむら　びん）

1931-2021年。京都大学医学部卒業。京都大学名誉教授。専門は精神病理学。主な著作に『自覚の精神病理』,『時間と自己』,『からだ・こころ・生命』,『木村敏著作集』（全八巻），主な訳書にビンスワンガー『現象学的人間学』（共訳），ブランケンブルク『自明性の喪失』（共訳），ヴァイツゼカー『自然と精神／出会いと決断』（共監訳）がある。

講談社学術文庫

定価はカバーに表示してあります。

異常《いじょう》の構造《こうぞう》

木村《きむら》　敏《びん》

2022年8月9日　第1刷発行

発行者　鈴木章一

発行所　株式会社講談社

東京都文京区音羽 2-12-21 〒112-8001

電話　編集（03）5395-3512

販売（03）5395-4415

業務（03）5395-3615

装　幀　蟹江征治

印　刷　株式会社広済堂ネクスト

製　本　株式会社国宝社

本文データ制作　講談社デジタル製作

ISBN978-4-06-528945-7

「講談社学術文庫」の刊行に当たって

　これは、学術をポケットに入れることをモットーとして生まれた文庫である。学術は少年の心を養い、成年の心を満たす。その学術がポケットにはいる形で、万人のものになることは、生涯教育をうたう現代の理想である。

　こうした考え方は、学術を巨大な城のように見る世間の常識に反するかもしれない。また、一部の人たちからは、学術の権威をおとすものと非難されるかもしれない。しかし、それはいずれも学術の新しい在り方を解しないものといわざるをえない。

　学術は、まず魔術への挑戦から始まった。やがて、いわゆる常識をつぎつぎに改めていった。学術の権威は、幾百年、幾千年にわたる、苦しい戦いの成果である。こうしてきずきあげられた城が、一見して近づきがたいものにうつるのは、そのためである。しかし、学術の権威を、その形の上だけで判断してはならない。その生成のあとをかえりみれば、その根は常に人々の生活の中にあった。学術が大きな力たりうるのはそのためであって、生活をはなれた学術は、どこにもない。

　開かれた社会といわれる現代にとって、これはまったく自明である。生活と学術との間に、もし距離があるとすれば、何をおいてもこれを埋めねばならない。もしこの距離が形の上の迷信からきているとすれば、その迷信をうち破らねばならぬ。

　学術文庫は、内外の迷信を打破し、学術のために新しい天地をひらく意図をもって生まれた。文庫という小さい形と、学術という壮大な城とが、完全に両立するためには、なおいくらかの時を必要とするであろう。しかし、学術をポケットにした社会が、人間の生活にとってより豊かな社会であることは、たしかである。そうした社会の実現のために、文庫の世界に新しいジャンルを加えることができれば幸いである。

一九七六年六月

野間省一

宇野邦一著
反歴史論
歴史を超える作品を創造する人間は、歴史に翻弄される存在でもある。その捩れた事実を出発点に、ニーチェ、ペギー、ジュネ、レヴィ＝ストロースなど、数多の思想家とともに展開される繊細にして大胆な思考。

2293

高橋哲哉著
デリダ　脱構築と正義
ロゴス中心主義によって排除・隠蔽された他者を根源的に「肯定」し、現前せぬ「正義」の到来を志向する「脱構築」の思想。散種、差延をはじめとする独創的な概念を子細に読み解き、現代思想の到達点を追究。

2296

酒井直樹著
死産される日本語・日本人　「日本」の歴史―地政的配置
「日本語」や「日本人」は、近代に生まれたときには、古代に仮設した共同体と共にすでに死んでいた……。斬新かつ挑発的な問題提起で、刊行当初から幾多の議論を巻き起こした話題の書に新稿を加えた決定版。

2297

野矢茂樹著（解説・野家啓一）
再発見　日本の哲学　大森荘蔵　哲学の見本
私に他人の痛みがわかるか？　自己と他者、物と心、時間などの根本問題を考え続けた「大森哲学」の全貌とは――。独自かつ強靭な思索の道筋を詳細に描き出す力作。哲学ってのはこうやるもんなんだ！

2309

木村　敏著（解説・野家啓一）
からだ・こころ・生命
精神病理学と哲学を往還する独創的思索の地平に「生命論」は拓かれた。こころはどこにあるのか？「からだ」と「こころ」はどう関係しあっているのか。「生きる」とは、そして「死」とは？　木村生命論の精髄。

2324

小泉義之著
ドゥルーズの哲学　生命・自然・未来のために
「反復」とはどういうことか？　ドゥルーズをファッションとしての現代思想から解き放ち、新しい哲学への衝迫として描ききった、記念碑的名著にして必読の入門書！『差異と反復』は、まずこれを読んでから。

2325

哲学・思想・心理

D・P・シュレーバー著／渡辺哲夫訳
ある神経病者の回想録
フロイト、ラカン、カネッティ、ドゥルーズ&ガタリなど知の巨人たちに衝撃を与え、二〇世紀思想に不可逆の影響を与えた稀代の書物。壮絶な記録を明快な日本語で伝える、第一級の精神科医による渾身の全訳！

2326

岸田 秀著
史的唯幻論で読む世界史
古代ギリシアは黒人文明であり、栄光のアーリア人は存在しなかった——。白人中心主義の歴史観が今なお世界を覆っている欺瞞と危うさを鮮やかに剔抉、その思想がいかにして成立・発展したかを大胆に描き出す。

2343

中島義道著
カントの時間論
物体の運動を可能にする客観的時間が、自我のあり方を決める時間であることをいかに精確に記述することができるのか……。『純粋理性批判』全体に浸透している時間構成に関するカントの深い思索を読み解く。

2362

今村仁司著
交易する人間《ホモ・コムニカンス》　贈与と交換の人間学
ヒトはなぜ他者と交易するのか？　人間存在の根源をなす「負い目」と「贈与」の心性による相互行為が解体して市場と資本主義が成立したとき、なにが起きたのか。人間学に新地平を切り拓いた今村理論の精髄。

2363

いしいひさいち著
現代思想の遭難者たち
思想のエッセンスを直観的に汲み取り、笑いに変えてしまう「いしいワールド」のエネルギーに、哲学者たちも毀誉褒貶。これは現代思想の「脱構築」か？　それとも哲学に対する冒瀆か？　手塚治虫文化賞も受賞！

2364

A・アインシュタイン、S・フロイト／浅見昇吾訳（解説・養老孟司／斎藤　環）
ひとはなぜ戦争をするのか
アインシュタインがフロイトに問いかける。「ひとは戦争をなくせるのか？」。宇宙と心、二つの闇に理を見出した二人が、戦争と平和、そして人間の本性について真摯に語り合う。一九三二年、亡命前の往復書簡。

2368